Marion Seigel

PR & Marketing für Pflegedienste

Praxistipps für eine optimale Kunden- und Mitarbeitergewinnung

Bibliografische Information der Deutschen Bibliothek

Die Deutsche Bibliothek verzeichnet diese Publikation in der Deutschen Nationalbibliografie; detaillierte bibliografische Daten sind im Internet über ‹http://dnb.ddb.de› abrufbar.

Sämtliche Angaben und Darstellungen in diesem Buch entsprechen dem aktuellen Stand des Wissens und sind bestmöglich aufbereitet.

Der Verlag und die Autoren können jedoch trotzdem keine Haftung für Schäden übernehmen, die im Zusammenhang mit Inhalten dieses Buches entstehen.

© VINCENTZ NETWORK, Hannover 2014

Besuchen Sie uns im Internet: www.haeusliche-pflege.net

Titelbild: fotolia, bloomua
Druck: freiburger graphische betriebe GmbH & Co. KG

ISBN 978-3-86630-342-3

Marion Seigel

PR & Marketing für Pflegedienste

Praxistipps für eine optimale Kunden- und Mitarbeitergewinnung

VINCENTZ NETWORK

Vorwort

Liebe Leserin, lieber Leser,

ein professioneller Internetauftritt, attraktive Broschüren, werbewirksame Aktionen – dafür leisten sich die meisten Pflegedienste keinen Marketing-Mitarbeiter. Stattdessen übernehmen Chef bzw. Chefin oder ein anderes Mitglied des Führungsteams diesen Aufgabenbereich zusätzlich. Aber in der Regel haben sie weder die dafür notwendige berufliche Ausbildung noch genügend Zeit im Rahmen ihres Tagesgeschäfts. Schlechte Voraussetzungen also für optimale PR- und Marketingarbeit im hart umkämpften Markt der ambulanten Pflege. Umso wichtiger ist ein Praxishandbuch, das sich allein auf die Marketing-Herausforderungen für ambulante Pflegedienste konzentriert: Was können wir als Pflegedienstleister tun? Was müssen wir dabei beachten? Wie gehen wir am besten vor? Wie erzielen wir mit einem begrenzten Budget optimale Ergebnisse?

Über fünf Jahre lang habe ich für jede Ausgabe des Fachmagazins HÄUS-LICHE PFLEGE Praxistipps zu PR/Öffentlichkeitsarbeit, Werbung und Marketing verfasst, mehr als 60 Beiträge und weitere Artikel sind so entstanden. Und immer wieder wurde ich gefragt, ob es die Tipps auch mal als Buch gäbe. Jetzt liegt es vor Ihnen. Es ist explizit kein Grundlagenwerk zum Thema Marketing, sondern ein komprimiertes Anwenderbuch für Pflegedienst-Betreiber – basierend auf meiner jahrzehntelangen Arbeit im PR-Bereich und den Erfahrungen, die ich in den vergangenen Jahren in der Zusammenarbeit mit meinen Kunden aus dem Pflegebereich gesammelt habe.

Weil im Marketing (Vermarktung, Vertrieb) die Grenzen zwischen Werbung, Public Relations/Öffentlichkeitsarbeit und Pressearbeit fließend sind, behandelt dieser Ratgeber die Bereiche nicht separat. Stattdessen beschreibe ich typische Handlungsfelder und biete dazu in klar nachvollziehbaren Praxistipps konkrete Hilfe im Alltag. Außerdem vermeide ich weitgehend das Fachchinesisch der Marketing-Profis – aber das nötige Basiswissen dazu finden Sie in Infopaketen und einem Workshop.

Ihnen fehlt die Zeit, ein ganzes Buch über Marketing durchzuarbeiten? Das müssen Sie auch nicht. Lesen Sie einfach das, was Sie gerade brauchen: Ideen für eine Aktion? Finden Sie ab Seite 63. Tipps für die Einführung eines neuen Angebots? Die gibt's ab Seite 111. Sie sind unzufrieden mit der Außenwirkung? Wie Sie die verbessern, steht ab Seite 17. Sie suchen Alternativen zur Zeitungs-anzeige? Die finden Sie ab Seite 47.

Ich wünsche Ihnen viel Erfolg bei Ihrer Marketingarbeit!

Marion Seigel, Januar 2014

Inhaltsverzeichnis

PR & Marketing für Pflegedienste • Marion Seigel
© Vincentz Network GmbH & Co.KG, Hannover 2014
ISBN 978-3-86630-342-3

Einführung

Top-Strategie für Ihren Pflegedienst:
Tue Gutes und rede endlich darüber!

Viele Pflegedienste trauen sich nicht so recht heran an das Thema Marketing. Wer aber diese Möglichkeiten nutzen kann, dem bringen größere Bekanntheit und ein gutes Image schon bald mehr Kunden ins Haus. Jedoch nicht alles, was Werber, Marketing- und PR-Profis versprechen, ist für Pflegedienste auch sinnvoll. Deshalb sollten Sie sich zuerst selbst einen Überblick verschaffen und später, wenn nötig mit fachlicher Beratung, passende Maßnahmen entwickeln und umsetzen.

„Unsere Kunden bekommen wir über Mund-zu-Mund-Propaganda" – besser lässt sich erfolgreiche Öffentlichkeitsarbeit/PR nicht definieren. Kann ein Pflegedienst auf diese Weise und auf Dauer genügend Neukunden gewinnen, dann hat er eigentlich alles richtig gemacht. Denn gute Leistung erhält nicht nur den bestehenden Kundenstamm, sondern spricht sich auch herum. Keinesfalls aber darf diese Aussage nun zum Umkehrschluss führen: Wer durch Mund-zu-Mund-Propaganda nicht ausreichend Kunden gewinnt, der leistet einfach schlechte Arbeit.

Wenn ein Pflegedienst nur schwer Neukunden gewinnt, kann das ganz unterschiedliche Gründe haben: Die Konkurrenz in Ballungsräumen ist größer als in ländlichen Gebieten, auf dem Land kommunizieren die Menschen anders als in der Stadt. Die Größe eines Pflegedienstes, sein Leistungsspektrum, seine Personalstruktur, die Einstellung seiner Mitarbeiter – auch das sind Einflussgrößen, die die Bekanntheit und den Ruf, das Image eines Dienstes gestalten. Einem Pflegedienst-Betreiber muss es also gelingen, diese so unterschiedlichen Faktoren richtig zu steuern und so das Interesse und Vertrauen seiner Zielgruppe gewinnen.

Wird Marketing richtig eingesetzt, kann es im Bereich der ambulanten Pflege eine Menge leisten, um die Kundenakquisition zu erleichtern:

» die Dienstleistungen des Pflegedienstes, die Erfolge seiner Arbeit und die Leistungsbereitschaft seiner Mitarbeiter möglichst vielen Menschen bekannt machen,

» für das Thema der häuslichen Pflege, Pflegebedürftigkeit, Eigenständigkeit im Alter möglichst viele Menschen sensibilisieren.

» und dabei ganz allgemein eine Atmosphäre hoher Akzeptanz für ambulante Pflegedienste schaffen.

PR & Marketing für Pflegedienste · Marion Seigel
© Vincentz Network GmbH & Co.KG, Hannover 2013
ISBN 978-3-86630-342-3

Aber Marketing ist auf Dauer nur wirksam, wenn alle zusammenwirkenden Faktoren ein stimmiges und glaubwürdiges Bild ergeben. Dazu ein Beispiel: Wer auf Anfragen nach Informationsmaterial oder auf Bitten um Rückrufe nur schleppend reagiert, gilt bald als unzuverlässig – daran können auch ein Top-Internet-Auftritt, teure Werbeanzeigen oder Hochglanzbroschüren kaum etwas ändern.

„Rede darüber" reicht also dann nicht, wenn die Voraussetzungen schon grundsätzlich nicht stimmen. Ein gutes Image bekommt ein Unternehmen nicht allein durch seine Marketing-Maßnahmen, denn die kritische Öffentlichkeit erkennt schnell bloße Schönfärberei und wendet sich lieber Mitbewerbern zu, die „halten, was sie versprechen".

Das Innenleben bestimmt die Außenwirkung

Die Bekanntheit und der Ruf eines Pflegedienstes hängen also ab von seiner Glaubwürdigkeit: Das Innenleben bestimmt die Außenwirkung. Werber und Marketingleute sprechen in diesem Zusammenhang auch von der Corporate Identity (CI) eines Unternehmens, von seiner Unternehmenskultur. Sie entsteht aus ineinandergreifenden Komponenten und gründet auf einem Leitbild – bestehend aus Leitidee, Leitsätzen und einem Motto. Diese sollen die Basis bilden für das Verhalten seiner Mitarbeiter, ihre Kommunikation untereinander und nach außen. Das klingt alles ziemlich kompliziert, ist aber in der Regel schneller im Alltag angekommen, als man glaubt – wenn die Maßnahmen konsequent umgesetzt werden.

Auf die Grundlagen der CI wird das Corporate Design (CD) abgestimmt. Dazu gehören die Geschäftsausstattung (Briefpapier, Visitenkarten), Werbe-Folder, Broschüren, Anzeigen, Fahrzeuggestaltung, Dienstkleidung usw. Äußere Kennzeichen, wie etwa einheitliche Kleidung oder eine Hausfarbe, erleichtern wiederum den Mitarbeitern die Identifizierung mit ihrem Unternehmen, was im Idealfall allmählich zu einer Art Markenbildung führt.

Hat sich ein Produkt oder eine Dienstleistung zu einer Marke mit Wiedererkennungsfaktor etabliert, steigt auch die Wahrscheinlichkeit, dass Kunden „von ganz alleine" kommen, immer vorausgesetzt, dass die Marke auch dauerhaft hält, was sie verspricht.

Zu den positiven Auswirkungen einer glaubwürdigen Unternehmenskultur gehört außerdem, dass automatisch die Mitarbeiterzufriedenheit steigt – und damit sinkt erfahrungsgemäß die Fluktuation. Außerdem spricht auch das sich herum, so dass sich vermehrt qualifizierte Mitarbeiter bewerben – möglicherweise gar unzufriedene Angestellte aus Konkurrenzunternehmen.

Diese Zusammenfassung zum Thema Corporate Identity zeigt vor allem zwei Dinge: Erstens ist der Weg zur glaubwürdigen Unternehmensidentität ein längerer Prozess – von der Entwicklung von Unternehmensgrundsätzen bis zu ihrer Umsetzung. Zweitens aber bieten gerade Pflegedienste die idealen Voraussetzungen für die Entwicklung einer nach innen und außen wirkenden Unternehmenskultur. Denn die Inhaber von Pflegediensten haben in der Regel ihr ganz persönliches Leitbild, ihre eigene Einstellung im Umgang mit Kunden gefunden und meist auch schon im Pflegeleitbild fixiert. Nicht selten steckte hinter der Gründung eines Pflegedienstes der Wunsch, es anders zu machen, als bisher erlebt, und pflegebedürftigen Menschen z. B. mehr zu bieten als „satt und sauber". Und schließlich: Alle Maßnahmen, die in einem Pflegedienst der Qualitätssicherung, dem Qualitätsmanagement gewidmet sind, zählen bereits zu den klassischen Elementen einer CI-Bildung.

Das zeigt deutlich, worauf es vor allem ankommt bei der Entwicklung und Umsetzung einer CI und bei den Maßnahmen für die Öffentlichkeitsarbeit: Die Verantwortung für diese wichtige Aufgabe ist Chefsache – in inhabergeführten Pflegediensten allerdings keine leichte Aufgabe zusätzlich zum turbulenten Alltagsgeschäft. Da ist gut beraten, wer sich professionelle Begleitung sucht. Zudem kann ein neutraler Blick von außen mögliche Fehleinschätzungen korrigieren.

Ist eine Strategie festgelegt, werden auch die Mitarbeiter einbezogen in den weiteren Prozess. Sollen sie sich mit dem Unternehmen identifizieren, müssen alle Beteiligten von der dahinter stehenden Grundidee, den Leitsätzen hinreichend überzeugt sein. In Themengesprächen und Mitarbeiter-Schulungen werden alle Gesichtspunkte der internen und externen Kommunikation erfasst und für das Verhalten entsprechende Regeln erarbeitet und vermittelt – stets den zuvor erstellten Leitsätzen folgend.

So gilt es z. B., den richtigen Umgang mit Beschwerden wieder und wieder zu trainieren, ebenso das Verhalten am Telefon. Es müssen auch Strategien entwickelt werden, um etwa die Reaktionszeiten auf Anfragen möglichst kurz zu halten. Das Verhalten der Mitarbeiter in der Öffentlichkeit sollte thematisiert und trainiert werden. Mögliche Bonusprogramme können motivieren bei der praktischen Umsetzung ungewohnter Reformen.

So wird der Pflegedienst zur „Marke"

Die Unternehmenskultur (CI) und CD, das wohldurchdachte und gut konzipierte einheitliche Erscheinungsbild in der Öffentlichkeit sind also die Schlüssel zur Markenbildung. Aber auch die Ausrichtung eines Unternehmens ist wesentlicher Bestandteil eines Markenkonzepts. So kann die Konzentration auf besondere Stärken oder das Angebot spezieller Serviceleistungen den einen Anbieter vom anderen unterscheiden. Und dies ist gerade für Pflegedienste mit starken Mitbewerbern eine große Chance.

Was nämlich für die meisten Dienstleistungsunternehmen anderer Branchen gilt, spielt bei Pflegediensten eigentlich keine Rolle: Sie können sich gegenüber Mitbewerbern kaum über Preis oder Leistungen abgrenzen – Gebührenordnungen und Leistungskataloge lassen dies kaum zu. Zudem müssen sich Pflegedienste überzeugend gegen Billigbetreuungsangebote von Anbietern aus östlichen Ländern durchsetzen. Um ein besonderes Profil für den eigenen Pflegedienst zu entwickeln, muss die soziale Dienstleistung „Pflege" deshalb erkennbar anders erbracht werden, als das die Konkurrenz tut:

» Den Unterschied markieren z. B. zusätzliche Serviceangebote zur Pflege, etwa für Selbstzahler: neben Fußpflege und Friseur z. B. auch Hausmeisterdienste, Garten-, Einkaufs-, Hol-, Bring-, Begleit-, Vorlese-, Frühstücks-, Aufsteh- oder Zubettbring-Service.

» Alle Aspekte umfassender Pflegeberatung sind ebenfalls probate Mittel einer Profilierung: Als Anbieter von Kursen für pflegende Angehörige überzeugt der Pflegedienst durch seine Kompetenz. Ebenso denkbar sind Beratungsstunden in Krankenhäusern, Informationsveranstaltungen, Wohnberatung usw.

» Die verschärfte Konkurrenz z. B. in Großstädten legt oft eine Fokussierung auf Teilbereiche der Pflege nahe: Ein Dienst kann sich hier profilieren über eine Spezialkompetenz wie etwa Kinderpflege, Pflege Schwerstbehinderter, psychosoziale Betreuung, kultursensible Pflege, Betreuung von Aidskranken, Beatmung, Palliativpflege, Tagespflege oder Demenz- oder Pflegewohngemeinschaften usw.

Wege an die Öffentlichkeit und zu Kunden

Begleitet den Prozess der Profilierung oder Markenbildung nicht von Beginn an Öffentlichkeitsarbeit/Public Relations, werden die Veränderungen auch kaum wahrgenommen und honoriert. Die Frustration bei Pflegedienstbetreibern und ihren Mitarbeitern ist dann groß, der Rückfall in frühere Muster droht. Die noch nicht selbstverständlichen neuen Regeln werden vernachlässigt, weil schlicht die Motivation dazu fehlt.

Erfolgreiche Öffentlichkeitsarbeit/PR erreicht nicht nur, dass die anvisierten Zielgruppen den Pflegedienst besonders gut wahrnehmen. Die neue Aufmerksamkeit macht sich wiederum bei den Mitarbeitern bemerkbar: Mit diesem guten Erscheinungsbild, mit dieser „positiv besetzten Marke" identifiziert sich jeder gerne. Deshalb müssen schon in der Planungsphase einer Neuorientierung auch die Zielvorgaben für PR-Arbeit klar formuliert sein. Welche Zielgruppen haben wir? Wie erreichen wir sie? Was soll vermittelt werden? Welche Möglichkeiten sind auch mit einem begrenzten Budget sinnvoll? Die Kommunikationswege sind vielfältig und es gibt kein Patentrezept für eine bestimmte Vorgehensweise.

Folgende Möglichkeiten aber lassen sich optimal für Pflegedienste nutzen, um die Öffentlichkeit zu erreichen:

Die Information über das Unternehmen und die optimale Eigendarstellung auf der eigenen Homepage. Der Auftritt im Internet ist für ein Unternehmen das ideale Schaufenster und eine überzeugende Visitenkarte zugleich und bietet mehr Informationen als Werbefolder und Informations-Faltblätter – immer vorausgesetzt, dass die kundenfreundlich konzipierte Website seriös und kompetent informiert.

Die Pflegedienst-Homepage eröffnet vielfältige Möglichkeiten zur Vernetzung mit Pflegeportalen, Foren, Verzeichnissen und sozialen Netzwerken. Sie ist rund um die Uhr Anlaufstelle für die wachsende Zahl der sogenannten Silversurfer – Menschen zwischen 55 und 80 Jahren mit hohem Informationsbedarf und steigender Begeisterung für das Internet. Die Website lässt sich als Plattform nutzen, um Aktionen und Veranstaltungen vorzustellen und um für sie zu werben. Die Ergebnisse gelungener Pressearbeit, wie etwa der Artikel in der Regionalpresse über das Pflegedienst-Sommerfest mit Angehörigen, können dort präsentiert werden.

Wer also seine Homepage geschickt nutzt, bekommt ein wertvolles Mittel zur Kundengewinnung in die Hand – je nach regionaler Bekanntheit und abhängig vom Grad der Vernetzung im Internet erhält ein Pflegedienst regelmäßig Anfragen über seine Website. Dabei handelt es sich um Interessenten, die sich einen Überblick verschaffen wollen über das Angebot vor Ort – beispielsweise weit entfernt lebende Angehörige, die für einen Verwandten den passenden Pflegedienst in seiner Umgebung suchen.

Aber auch in der modernen Kommunikationswelt ist die traditionelle Kultur der Kontaktpflege eine unerlässliche Methode, ins Gespräch zu kommen und damit Kunden zu gewinnen. Wer sich ein Netzwerk schafft aus Kontakten und Kooperationen etwa mit Ärzten, Therapeuten, Krankenhäusern, Hospizen und Palliative-Care-Diensten und weiteren Kooperationspartnern und dieses gut pflegt, wird als angesehener Pflegepartner gerne weiterempfohlen.

Der Weg, über die Presse die Aufmerksamkeit der Öffentlichkeit zu erreichen, ist nur dann ratsam, wenn es etwas Substantielles mitzuteilen gibt. Ein Pflegedienst muss also permanent Anlässe schaffen, um zum Gesprächsthema und so auch für die Lokalpresse interessant zu werden. Solche Gelegenheiten bieten Veranstaltungen wie

» Jubiläumsfeier, Sommerfest, Tag der offenen Tür oder auch der runde Geburtstag einer langjährigen und betagten Kundin,

» besonderes Engagement oder öffentliches Auftreten im Rahmen von Veranstaltungen der Gemeinde oder des Stadtbezirks,

» Einladungen zur Netzwerkveranstaltungen mit Kooperationspartnern,

» Informationsabende für Angehörige von pflegebedürftigen Menschen oder Pflegeberatungsaktionen in Krankenhäusern,

» Schulungen oder besondere Entlastungsangebote für pflegende Angehörige.

„Mund-zu-Mund-Propaganda" kommt nicht aus dem Nichts, sondern ist das Ergebnis einer guten Öffentlichkeitsarbeit/PR – wie auch immer diese im Einzelfall aussieht. Je stärker der Konkurrenzdruck, desto wichtiger wird es für Pflegedienste, neue Wege und Möglichkeiten zu finden, aus dem Feld der Mitbewerber herauszuragen, ein eigenes Profil zu entwickeln.

Auf keinen Fall geht dies ohne besonderes Engagement, es kostet Zeit und ist auch leider nicht umsonst zu bekommen. Maßnahmen, die für eine erfolgreiche Kundengewinnung sorgen, sind aber eine lohnende Investition. Denn nur sie sichern langfristig die Existenz des eigenen Pflegedienstes.

ℹ️ Zeit für klare Begriffe

Der Einfachheit halber wird gerne alles in einen Topf geworfen: Da vermengt sich klassische Werbung mit PR und Marketing und wird nicht selten verkocht zum längst überholten, aber noch immer noch vielen verwendeten Begriff der „Reklame". Was also sind eigentlich Öffentlichkeitsarbeit, PR, Pressearbeit, Marketing, Werbung?

Fangen wir mit **Werbung** (früher Reklame) an: Sie umfasst Anzeigen in Zeitschriften, Zeitungen, Werbespots im Fernsehen und Kino, auf Internetbannern und Plakaten, an Hauswänden und Fahrzeugen. Wir finden sie auf Produkten und Aufklebern, in Broschüren, Prospekten, Katalogen, Werbebriefen und Wurfsendungen. Werbung arbeitet mit Assoziationen, einer besonderen Bildersprache und ist ganz simpel erkennbar an der direkten Werbeansprache: „Kaufen Sie!" oder „Entscheiden Sie sich für unsere Dienstleistung!"

Aufgabe von **Öffentlichkeitsarbeit/Public Relations** ist, Kontakte zwischen einem Auftraggeber und einer zuvor definierten Zielgruppe herzustellen und zu festigen. Die Arbeitsweise ist subtiler, indirekter als Werbung, verfolgt aber natürlich das gleiche Ziel. Hier geht es z. B. darum, Beziehungen zu fördern und sie persönlich und authentisch zu gestalten, Sympathien zu gewinnen und mit vielfältigen Aktionen positive Anlässe zu schaffen, die schließlich die Aufmerksamkeit bei Presse und Öffentlichkeit erregen.

Die Presse mit Meldungen über diese Anlässe zu informieren, Pressevertreter einzuladen und zu betreuen, Interviews zu vermitteln usw., das gehört ins Aufgabengebiet von Pressearbeit.

Marketing (Vermarktung/Vertrieb) bildet das große Dach. Darunter tummeln sich alle Maßnahmen zur Entwicklung und Vermarktung von Produkten oder Dienstleistungen. Ein gutes Marketing-Konzept bündelt also PR-Aktivitäten mit klassischen Werbemitteln auf eine Weise, dass sich alle eingesetzten Mittel ergänzen und verstärken. Dabei arbeitet Marketing u. a. mit dem Mittel des „Branding": Das ist nichts anderes als die Entwicklung einer Marke, um das eigene Produkt oder die Dienstleistung von der gleichartigen oder gleichwertigen Konkurrenz deutlich abzugrenzen. Nicht nur ein Waschmittel kann also zur Marke werden, auch ein Pflegedienst kann sich dieses Prinzip zu Nutze machen und sich damit von der Konkurrenz abgrenzen, im besten Fall sogar aus dem Feld der Mitbewerber sichtbar herausragen.

1 Werbemittel, Webseite, Optik und Co.

Die richtigen Medien und Mittel für eine gelungene Außenwirkung

PR & Marketing für Pflegedienste · Marion Seigel
© Vincentz Network GmbH & Co.KG, Hannover 2014
ISBN 978-3-86630-342-3

Wie aus einem Guss – Corporate Design (CD)

Das optische Erscheinungsbild Ihres Pflegedienstes nennen Werber und Marketingfachleute auch gerne Corporate Design, also Unternehmensdesign. Es besteht aus verschiedenen Zutaten: Firmenname, Leitspruch (Claim), Logo, Hausfarbe(n), Schriftart.

Wirkt alles zusammen wie aus einem Guss, kann sich daraus eine für jeden Menschen in Ihrer Region wiedererkennbare Marke für gute häusliche Pflege entwickeln. Denn diese Komponenten wiederholen sich auf Firmenschildern, Dienstfahrzeugen und -kleidung, Geschäftspapier und Visitenkarten, Flyern, Broschüren, Werbemitteln, Zeitungsanzeigen und im Internetauftritt.

Ein Firmenname sollte eingängig und leicht zu merken sein und idealerweise Ihre pflegerische Dienstleistung transportieren. Bei privaten Anbietern muss der Familienname nicht zwingend Teil des Firmennamens sein. Wenn Sie wollen, dass Ihr optischer Unternehmensauftritt nicht schon in ein paar Jahren unmodern oder altbacken wirkt, wählen Sie eine schnörkellose, klare Gestaltung – mit klassischen Schriften und möglichst ohne Trendfarben.

Machen Sie mal einen Test: Welche Ihrer direkten Mitbewerber fallen Ihnen in Ihrem täglichen Leben, im Stadtbild, in der Zeitung besonders auf und woran mag es liegen? Sind es auffällige Firmenfarben, ungewöhnliches Logo, griffiger Firmenname oder ein eingängiger Leitspruch (Claim)? Seien Sie mutig und prüfen Sie selbstkritisch Ihren eigenen Auftritt ...

PRAXISTIPP

Ihr Markenzeichen – Design vom Profi

Das Logo Die Entwicklung des Firmendesigns mit dem Logo als Markenzeichen ist eine Herausforderung. Wenn neben dem Pflege-Profi in Ihnen nicht zufällig auch noch ein unentdecktes gestalterisches Genie schlummert, überlassen Sie diese Aufgabe lieber einem anderen Profi, dem Grafikdesigner.

Der Grafikdesigner Hier lohnt es sich, in die Arbeit eines guten Gestalters zu investieren, denn das schlüssige und überzeugende Logo mit hohem Wiedererkennungswert ist ein oft unterschätzter Erfolgsfaktor, das Ihren Pflegedienst über viele Jahre hinweg in seiner Außenwirkung prägt. Vergleichen Sie Angebote im Internet (Suchbegriffe Corporate Design, Grafik Design) und hören Sie sich um in Ihrer Region oder im Bekanntenkreis.

Die Agentur Als mittelständisches Unternehmen sind Sie bei einer kleineren engagierten Agentur möglicherweise besser aufgehoben, als bei renommierten

Gestaltern mit großen Namen und nicht selten auch satten Preisen. Achten Sie bei der Auswahl darauf, ob die Agentur auf ihrer Internetseite unter der Rubrik Referenzen auch Unternehmen aus dem Bereich Medizin/Gesundheit führt, damit Sie von diesen Erfahrungen profitieren können. Holen Sie mindestens drei Angebote zum Vergleich ein.

Vorsicht Im Internet wird Logo-Design oft schon zu Preisen zwischen 30 und 100 Euro angeboten. Firmen mit solchen Billigofferten arbeiten erfahrungsgemäß mit Logo-Templates, also Gestaltungsvorlagen, die Ihren Vorlieben und Wünschen angepasst werden. Sie sind geordnet nach Branchen, wobei „Pflegedienst" thematisch meist in die Kategorie Wellness-Dienstleistungen fällt und damit nicht unbedingt die richtige Formensprache trifft. Diese Logos fallen außerdem vor allem durch ihre Beliebigkeit und Austauschbarkeit auf.

Entrümpeln und Klarheit schaffen

Auch für das beste Firmendesign gilt: Regelmäßig sollte man es behutsam überarbeiten. Denn im Laufe von fünf Jahren ändert sich das allgemeine Stilempfinden. Was einmal als schick galt, wirkt dann schon etwas altbacken. Und sogar vermeintlich zeitlos Gestaltetes kommt manchmal doch eher langweilig und fad daher. Dabei gilt es lediglich, das Erscheinungsbild an das gängige Geschmacksempfinden anzupassen und mögliche Veränderungen in Ihrem Pflegedienst auch optisch zu dokumentieren: Das bewährte, gut eingeführte Logo verschwindet also nicht, die Marke bleibt erkennbar.

Anderes aber hat sich möglicherweise verändert: die Ausrichtung Ihres Pflegedienstes, er ist vielleicht gewachsen, hat Außenstellen bekommen oder bietet spezielle zusätzliche Serviceleistungen an. Ein guter Anlass, auch die Gestaltung der Werbemittel zu modernisieren und inhaltlich zu aktualisieren.

Machen Sie also mal richtig Frühjahrsputz. Er ist nicht ohne Grund eine bei uns fest verankerte Gepflogenheit: Nach der Heizperiode müssen Staub und Muff aus Ecken und Nischen, aus Vorhängen und Teppichen. Geputzte Fenster erlauben den ungetrübten Blick nach draußen und machen von außen einen frischen und einladenden Eindruck.

Dasselbe gilt für sämtliche Mittel, die Ihr Pflegedienst für seine Außenwirkung nutzt. Wie lange liegt deren letzte Überarbeitung zurück? Drei oder fünf Jahre? Noch länger? Dann hat alles zwangsläufig inhaltlich wie auch gestalterisch etwas Staub angesetzt. Und weil Sie und Ihre Mitarbeiter täglich damit hantieren, fällt keinem auf, dass vieles nicht mehr so recht zusammenpassen will.

Da wurde das Design des Logos oder die Hausfarbe(n), das Format und die Druck- und Papierqualität von Flyer- und Folder, Infoblättern, Einlegern, Visitenkarten und Geschäftspapier variiert, wurden Fahrzeug- und Geschäftsbeschriftung sowie Mitarbeiterkleidung immer wieder ein bisschen modifiziert. Vielleicht haben Sie zwischendurch einmal den Gestalter, die Druckerei oder den Anbieter für Fahrzeug-Beschriftungen gewechselt. Oder es passt plötzlich nichts mehr davon zum schicken Design des gerade entwickelten Internetauftritts.

Die Erstellung eines neuen oder die Überarbeitung des bestehenden Internetauftritts wird in Unternehmen übrigens am häufigsten zum Anlass genommen, den gesamten Auftritt gleich mit zu „renovieren". Für die besonders Sparsamen kann das ein schmerzhafter Entschluss sein: Liegt da schließlich noch ein Karton mit 3.000 Briefbögen oder 500 Faltbroschüren im Regal. Zwar wird eine der dort beschriebenen Leistungen so nicht mehr angeboten oder es ziert alles inzwischen ein Stempel mit neuen Durchwahlnummern, aber gleich in den Müll damit? Leider ja. So etwas geht nur kurzfristig, macht als Dauerlösung aber keinen guten Eindruck.

Legen Sie zum Test Ihre Printprodukte auf dem Tisch aus, dazu einen Screenshot Ihrer Internetstartseite, Anzeigen, Fotos von Fahrzeugen und Mitarbeiterkleidung, Außen- und Innenaufnahmen der Geschäftsstelle(n). Wirkt alles noch immer wie aus einem Guss? Entspricht Ihre Firmenfarbe auf allen Untergründen tatsächlich genau dem ursprünglich gewählten Farbton? Haben sich alle Gestalter an die dereinst festgelegte Schriftart gehalten? Werden Logo und Leitspruch unverändert verwendet? Existiert also ein Corporate Design, das diesen Namen verdient? Wenn nicht, dann ist die Zeit gekommen für einen Relaunch.

PRAXISTIPP

Relaunch

Farben Auf weißem Briefpapier wirken Logo- bzw. Firmenfarben ungemein frisch und leuchtend. Wer sich auch für weiße Fahrzeuge und ebensolche Mitarbeiterkleidung entscheidet, erzielt somit stets die gleiche Wirkung. Wird die Untergrundfarbe gewechselt (rote Fahrzeuge, mintgrüne Mitarbeiterkleidung), verändert das in der Regel auch die optische Wirkung des Logos grundlegend, möglicherweise sind dann auch Schriftzüge (z. B. für Leitspruch) schwer erkennbar.

Grafische Stilelemente Für verwendete Schriften, Stilelemente und Farben sollten Sie sich vom Grafikdesigner ein Stilmuster (Stylesheet, CD-Leitfaden) anfertigen lassen, das künftig für jeden verbindlich ist, der für Ihren Pflegedienst gestalterisch tätig wird, egal ob es sich um neue Folien für die Fahrzeugbeschriftung, Anzeigen, Broschüren, Stick-Logos oder die Internetseite handelt. Geben Sie diese Vorgaben als Dokument (PDF) bei jedem Auftrag mit.

Werbemittel Sichten Sie die Bestände an Werbemitteln: Kugelschreiber, Aufkleber, Buttons, Post-it-Blöcke, Kühlschrankmagnete, Pflasterboxen, Schlüsselanhänger, Stofftaschen, Schirme und mehr. Was hat sich bewährt (nachbestellen), was hat sich als Ladenhüter entpuppt? Was kann nicht mehr verteilt werden, weil die aufgedruckten Kontaktdaten sich inzwischen geändert haben?

Tauschaktion Alt gegen Neu Sobald Sie Nachfolgeprodukte von Flyern und Broschüren haben, ermitteln Sie genau, wo Sie Ihren Pflegedienst damit präsentieren (z. B. kommunale Infostellen) oder bei welchen Partnern (Ärzten, Therapeuten, Kliniken, Apotheken usw.) noch ältere Versionen auslegen könnten und tauschen Sie diese umgehend aus.

Ihre Plattform für Öffentlichkeitsarbeit: Pflegedienst-Webseite

Wer als Pflegedienst-Betreiber keine www-Adresse angeben kann, muss damit rechnen, als rückständig zu gelten. Die Vorteile eines guten Internetauftritts können gerade Pflegedienste optimal nutzen, denn dass, was sie anbieten, ist besonders erklärungsbedürftig. Auf der Website präsentieren Sie wie in einem Schaufenster Ihr Serviceangebot, Ihre Leistungsfähigkeit und Ihr Qualitätsverständnis.

Außerdem können Sie eine Internetpräsenz als Plattform für Ihre Öffentlichkeitsarbeit nutzen. Mit einem wohl überlegten Konzept und einem rundum sympathischen Auftritt werden Sie im Internet auch Kunden gewinnen, denen Sie bislang gar nicht begegnen konnten: beispielsweise erwachsenen Kindern, die weit weg von ihren Eltern wohnen, für diese aber in Ihrer Region einen Pflegedienst suchen und zwar im Internet und nicht mehr in den Gelben Seiten. Ihre Zahl wächst ständig und bekommt schon jetzt zunehmend Gesellschaft von den so genannten Silver Surfern, einer rasant steigenden Zahl von 60–70jährigen Internetnutzern mit gutem Bildungsstandard und höherem Einkommen und nicht zu vergessen potenzielle Mitarbeiter.

Gelingt Ihnen der Auftritt, wirkt Ihr Pflegedienst sympathisch, offen, servicebereit, verlässlich und kompetent und veranlasst so den Besucher Ihrer Seite zu einer Anfrage – telefonisch oder über ein Kontaktformular. Fehlt eine übersichtliche Struktur, ist vielleicht die grafische Präsentation misslungen oder empfindet der Besucher Ihre Website als unpersönlich, weil etwa Aufnahmen des Führungsteams fehlen, dann verlässt er ganz schnell wieder Ihre Pflegedienstseite – irritiert oder desinteressiert, im schlimmsten Fall aber verärgert.

Baustelle Internetseite

Es ist wie bei jeder Anschaffung: Je ahnungsloser Sie sind, desto weniger können Sie Qualitäts- und Preisunterschiede von Angeboten beurteilen. Machen Sie sich aber klar: Für Schnäppchenpreise unter 500 Euro lässt sich ein guter Auftritt nicht realisieren. Solide Leistungen bekommen Sie ab 1.200 Euro. Legen Sie vor der Angebotseinholung fest, welche Leistungen Sie benötigen:

Struktur Überlegen Sie, wie viele Seiten Sie brauchen – jeder Menüpunkt entspricht einer Seite bzw. Unterseite. Folgende Struktur ist Standard: Startseite, Leistungen (Unterseiten: Grundpflege, Behandlungspflege usw.), Über uns (Unterseiten: Ansprechpartner, Kooperation, Pflegequalität, FAQ (Frequently asked Questions)), Kontakt (Unterseiten: Kontaktformular, Anfahrt), Impressum (Unterseiten Haftungsausschluss, Datenschutz, Sitemap).

Inhalt Liefern Sie den Text (Content) oder soll die beauftragte Agentur selbst den Inhalt entwickeln? Im zweiten Fall sollten Sie einen Blick auf die Referenzen werfen: Wieviel Kunden – und damit Erfahrung – hat die Agentur mit dem Thema Pflege?

Content Management System (CMS) Damit können Sie nach einer kurzen Einführung die Inhalte (Texte und Bilder) Ihrer Website selbst einstellen und aktualisieren. Das senkt die laufenden Kosten. Die gängigsten Opensource-Systeme, also nicht lizenzpflichtig und damit kostenfrei, sind wordpress, typo 3, contao, joomla, drupal.

Bilder Verwenden Sie am besten eigene Aufnahmen (Team, Ansprechpartner, Fahrzeuge, Pflegedienstbüro, bei Kunden zu Hause), klären Sie unbedingt, ob die darauf abgebildeten Personen damit einverstanden sind und lassen Sie sich deren Einverständnis schriftlich bestätigen. Sie können auch Stockfotos wählen, die sie im Internet herunterladen können. Bekannte Anbieter lizenzfreier Fotos sind z. B. fotolia, clipdealer oder pixelio (kostenfrei). Verwenden Sie Stockfotos möglichst sparsam, weil alle Anbieter der Gesundheitsbranche ebenfalls auf diese Bilder zugreifen. Tatsächlich hat man manchmal den Eindruck, es gäbe nur eine einzige Oma in Deutschland, die sich für ein Fotoshooting bereit erklärt hat, denn man sieht die sympathische Dame auf vielen Internetseiten von Senioreneinrichtungen und Pflegediensten, aber ebenso auch in den Anzeigenkampagnen von Versicherungsunternehmen, Infobroschüren von Kommunen für Senioren oder einschlägigen Sonderthemenseiten in Tageszeitungen und Magazinen.

Domainregistrierung Testen Sie (z. B. bei www.denic.de), ob Ihre gewünschte www-Adresse noch frei ist, anschließend können Sie diese registrieren lassen (einmalige Gebühr). Die richtige URL erspart viel Arbeit oder Kosten für die spätere Suchmaschinenoptimierung: pflegedienst + ort – wer beide Suchwörter bereits in seiner www.Adresse führt, macht viele Plätze gut bei den Suchmaschinen.

Angebote vergleichen Trotz Ihrer Vorgaben werden Sie die unterschiedlichsten Angebote für die Erstellung Ihrer Internetseite erhalten. Leistungen, die beim einen Webdesigner im Paketpreis enthalten sind, berechnet ein anderer zusätzlich. Individuelles Design ist grundsätzlich teurer als die Gestaltung nach Designvorlagen (Templates). Vorsicht auch bei monatlichen Gebühren: Prüfen Sie genau, welche Leistungen darin enthalten sind (z. B. Aktualisierungen, Lizenzgebühren usw.)

Anregungen holen Schauen Sie sich die Internetseiten Ihrer Mitbewerber an: Was gefällt Ihnen gut und was nicht? Lassen Sie sich ruhig anregen zu eigenen Ideen, damit Sie später einem Webdesigner ganz konkret Ihre Wünsche hinsichtlich Gestaltung und Struktur geben können. Geben Sie ihm nötigenfalls entsprechende Links zu Seiten, die Ihnen gut gefallen und Ihren Vorstellungen entsprechen – das vermeidet Missverständnisse und Mehrarbeit, spart Zeit und mögliche Kosten.

Suchmaschinenoptimierung (SEO) – Kampf um die besten Plätze bei Google und Co.

„Über unsere Internetseite bekommen wir kaum Anfragen". In punkto Kundengewinnung hat sich so mancher sicher mehr vom Internetauftritt seines Pflegedienstes versprochen. Woran das geringe Interesse aber liegen kann, ist den meisten oft nicht klar: Nur wer im Internet klug agiert, sich gut vernetzt und überall seine Spuren hinterlässt, steigt in der Suchmaschinen-Hierarchie auf und landet auf den vorderen Plätzen.

Wo Ihr Pflegedienst in dieser Hierarchie angesiedelt ist, lässt sich überprüfen: Geben Sie bei google, bing oder einer anderen Suchmaschine den Namen Ihres Pflegedienstes ein. Erscheinen dort außer Ihrer Internetseite keine weiteren Querverweise von anderen Seiten auf Ihre Website oder Ihren Pflegedienstnamen, haben Sie Ihre Seite einfach schlecht „vernetzt". In einem zweiten Schritt untersuchen Sie die Konkurrenzsituation für Ihren Pflegedienst: Geben Sie dazu den Begriff „Pflegedienst" zusammen mit dem Namen Ihrer Stadt ein. Stellen Sie nun fest, dass auf der ersten Ergebnisseite nur Ihre regionalen Mitbewerber auftauchen, dann wissen Sie, warum so wenige Menschen den Weg zu Ihrer Internetseite finden.

Denn erfahrungsgemäß klicken die meisten einen Pflegedienst auf der ersten Suchergebnisseite an. Sei es in der unbegründeten Annahme, dass, was auf den ersten Plätzen steht, auch das Beste sein muss. Oder einfach deshalb, weil ihnen für einen Angebotsvergleich die Anzahl der dort genannten Pflegedienste genügt. Steht Ihr Dienst also auf einer Folgeseite und nicht auf Seite 1, dann dürfen Sie sich glücklich schätzen, wenn er überhaupt entdeckt wird. Da hilft nur eines: Schaffen Sie viele sinnvolle Verknüpfungen für Ihre Website durch Suchmaschinenoptimierung (SEO = search engine optimization).

So genannte SEO-Firmen garantieren, von allen erdenklichen Verzeichnissen zu ihrer Webseite zu verlinken. Unter ihnen tummeln sich aber nicht wenige schwarze Schafe, die hohe Zugriffszahlen mithilfe von Suchmaschinen-Spamming erreichen. Die Suchmaschinen wehren sich dagegen durch schlechtere Platzierung oder Ausschluss. Der eigenhändige Eintrag in Branchen- oder thematisch relevante Verzeichnisse ist für Sie zwar aufwendiger, für Ihre Pflegedienst-Website aber effektiver.

PRAXISTIPP

Vernetzen Sie Ihre Internetseite richtig

Pausenlos durchforsten Webcrawler (Suchprogramme) das Internet nach neuen Seiten oder nach den Aktualisierungen bereits bestehender Seiten.

Links und Aktualisierungen Setzen Sie also einen Link von oder zu Ihrer Pflegedienstseite, wird das registriert, wenn der Crawler beim nächsten Mal „vorbeikommt". Mit regelmäßigen Aktualisierungen auf Ihrer Site zwingen Sie außerdem den Sortierer immer wieder, den Status Ihres Webauftritts innerhalb dieses Systems neu zu bewerten.

Einträge in Verzeichnisse Vernetzen Sie Ihre Website mit solchen, die höhere Zugriffszahlen haben: mit Einträgen in Branchenverzeichnissse, Pflegedienst-Verzeichnisse von Portalen mit Pflegethemen, mit Pressemeldungen in Presseportalen.

Backlinks Solche Einträge und Meldungen haben drei positive Folgen: Wenn von dort ein Link auf Ihre Seite führt, wird ein Nutzer dieser Seite ohne Umwege auf Ihr Angebot geleitet. Themenportale und Branchenverzeichnisse haben naturgemäß höhere Zugriffszahlen als Ihr Internetauftritt. Je weiter vorne eine Seite in dieser Vergleichsliste (Pageranking) steht, desto besser wird sie (mit dem Verweis auf Ihr Angebot) in Suchmaschinen berücksichtigt. Verlinkt eine solche Seite zu Ihrer, kann sich dies auch auf die Relevanz Ihrer Seite in der Suchmaschinen-Hierarchie auswirken. Auf jeden Fall aber erhalten Sie bereits thematisch „vorsortierte" Besucher mit einem speziellen Interesse an Ihrem Pflegedienst und nicht zufällige „Laufkundschaft".

Verschlagwortung Erleichtern Sie Webcrawlern durch gezielte Informationen über den Inhalt Ihrer Website (Metatags), die thematische Einordnung. Das sind Stich- oder Schlagworte, die Ihr Webdesigner in den Kopfbereich einer Webpage schreibt – in der Seitenbeschreibungssprache HTML. Dort sollten solche Suchwörter stehen, die jemand eingibt, wenn er einen Pflegedienst, ambulante Pflegeleistungen oder Alltagshilfen in Ihrer Region über eine Suchmaschine finden möchte. Lassen Sie diese Indexierung (Verschlagwortung) prüfen und gegebenenfalls die Metatags gegen treffendere austauschen.

Wie Social Media Marketing Ihre Öffentlichkeitsarbeit unterstützt

Sie werden auf Dauer kaum darum herumkommen: Social Media. Vielleicht fragen Sie sich, ob der Aufwand denn lohnt? Prinzipiell ja, denn wer in einen Internetauftritt investiert hat, sollte auch dafür sorgen, dass dieser von seiner Zielgruppe im Web gefunden wird. Social Media Marketing unterstützt optimal die dafür notwendige Vernetzung Ihrer Pflegedienstseite, so dass Ihr Unternehmen in den Suchmaschinen stets unter den ersten Plätzen zu finden ist.

Im Netz erreichen Sie wichtige Kundenzielgruppen: Eine steigende Zahl von 40- bis 60-Jährigen, die auf der Suche sind nach Betreuungsangeboten und Alltagshilfen für ihre Eltern. Aber ebenso die über 60-Jährigen, die das Web zum Bestellen und Buchen nutzen und um sich über Unterstützung, Wohn- und Betreuungsformen im Alter zu informieren. Bei Facebook wächst übrigens die Altersgruppe der 45- bis 60-Jährigen seit Jahren am stärksten.

Und schließlich: Ihre künftigen qualifizierten Mitarbeiter stecken mitten in ihrer Ausbildung, Weiterqualifizierung oder im Studium und tummeln sich jetzt gerade in Social Communities, Berufsnetzwerken und einschlägigen Foren. Dokumentiert ein Pflegeanbieter durch seine Aktivitäten in diesen Netzwerken seine Aufgeschlossenheit und Innovationsfreude, wird er sich bald über manche Job-Anfrage freuen.

i	Social Media Marketing

» Immer mehr Menschen treffen sich im Internet, um zu plaudern, Neuigkeiten zu erfahren, sich auszutauschen. Nutzen Sie für Ihr Social Media Marketing ...

» **Corporate Blog** Aus den Anfängen – redselige Zeitgenossen berichten in Tagebuchmanier aus ihrem Privatleben – haben sich professionelle Formen entwickelt, z. B. Experten-Journale. In einem kommentierbaren Blog auf Ihrer Internetseite informieren Sie Pflege-Laien in Kurzmeldungen über Ihre Leistungen, Arbeitsweise, Angebote, Neuheiten, Pflegethemen, Tipps, Aktionen, Veranstaltungen usw. und gehen auf mögliche Fragen und Kommentare ein. Ob Sie Fragen oder Kommentare überhaupt zulassen wollen, bleibt aber Ihre Entscheidung (mehr auf Seite 28 Thema Corporate Blog).

» **Twitter** Über die Kurznachrichten-Austauschbörse „zwitschern" nicht nur private Nutzer Meldungen (tweets) mit 140 Zeichen, sie wird zunehmend von Profis genutzt, z. B. von Journalisten, Verbänden, Krankenkassen. Akteure aus der Pflege bilden hier bereits eine Art Branchentreff: Man berichtet über Unternehmensaktivitäten, gibt Link-Tipps, kommentiert Entwicklungen oder neue Erkenntnisse.

» **Xing, LinkedIn, Facebook** Kontakte und Netzwerke können den eigenen Horizont erweitern. Vom Informationsaustausch in Wissenspools und Gruppen profitieren alle gleichermaßen. Bei Xing treffen Sie auf junge, gut ausgebildete Pflegefachkräfte häufig auch mit akademischen Abschluss.

» **Foren** Kranke (Demenz, MS, Asthma, Diabetes usw.) und ihre Angehörigen tauschen sich in Foren aus, machen sich Mut oder stellen Fragen (z. B. elternpflege-forum.de). Als einfühlender Experte für Pflegefragen gewinnt man dort Sympathien und Kundenvertrauen.

» In **Senioren-Communities** wie seniorbook.de, seniorentreff.de, feierabend. de, silbernetzwerk.de, ahano.de lernen Sie die Generation der „neuen Alten" besser kennen. Regen Sie selbst Themen an, chatten Sie mit, wenn es um Pflegefragen oder Betreuung geht.

Online-Pressemitteilungen – Wegweiser zu Ihrem Internetauftritt

Stellen Sie sich vor, Sie betreiben ein idyllisches Hotel fernab vom Touristiktrubel – aber leider fehlen die Gäste. Haben Sie etwas vergessen? Wissen Ihre Gäste, wo Ihre hübsche Herberge überhaupt steht, wenn der Weg dorthin nicht durch Hinweisschilder markiert ist und sie auch in keinem Hotelverzeichnis zu finden ist?

So ähnlich verhält es sich, wenn Sie für Ihren Internetauftritt keine Suchmaschinenoptimierung (SEO) betreiben, um eine Infrastruktur rund um Ihre Seite zu schaffen. Als Wegweiser dienen Links, die von anderen Webseiten auf Ihre verweisen: Backlinks von Verzeichnissen und anderen für Ihr Thema relevanten Portalen.

Hinweisschilder im Netz

Mit jeder Presseinformation, die Sie über Presseportale (z. B. openpr, presse-portal) im Internet veröffentlichen, können Sie aber solche Wegweiser zur Ihrer Webseite setzen – und das Beste: Dieser Wegweiser bleibt permanent erhalten. Wer nun glaubt, für Online-Pressemeldungen fehlen einem Pflegedienst einfach die notwendigen Anlässe, der kann aufatmen. Längst hat das Internet diese ursprüngliche Aufgabe der Presseinformation verändert: Nur noch dem Namen nach als Information für Presseleute/Journalisten gedacht, können Online-Pressemitteilungen von jedermann gelesen werden. Auch geht es längst nicht mehr allein um aktuelle Anlässe. Vielmehr verbreiten Unternehmen über diese Mitteilungsform inzwischen auch kundenorientierte Informationen und allgemeine Nachrichten. Verpönt sind aber platte Werbebotschaften – dafür interessiert sich nach wie vor kein Mensch. Wer aber sein Fachwissen so vermittelt, dass Leser einen Nutzen und Mehrwert davon haben, der kann mit solchen Meldungen tatsächlich Besucher auf seine Webseite leiten.

Handeln Sie nach dem „Prinzip kostenlos", das fordert auch die PR-Frau Kerstin Hoffmann in ihrem gleichnamigen Buch. Sie empfiehlt, Wissen ähnlich wie Warenproben zu verschenken, damit eigene Kompetenz zu zeigen und so Kunden zu gewinnen. Verfassen Sie also einen Text, der von Suchmaschinen gefunden wird, der für ein Problem eine gute Lösung bietet und der die Aufmerksamkeit von Lesern gewinnt und bis zum Schluss bindet.

PRAXISTIPP

Die perfekte Online-Pressemeldung

So schaffen Sie es, dass sich die Leser von dieser „Quelle" oder „Fundstelle" tatsächlich weiterklicken zu Ihrer Webseite:

Klarer Aufbau Die Überschrift sollte maximal 63 Zeichen betragen, damit Suchmaschinen wie Google diese vollständig darstellen. Danach informiert ein Leadtext (Vorspann, Intro) in zwei bis drei Sätzen über die wichtigsten Inhalte der Meldung und macht neugierig auf den Inhalt. Die Pressemitteilung muss leicht zu lesen sein und bietet in zwei bis fünf Absätzen mit klaren Zwischenüberschriften alle Informationen. Statt reiner Textblöcke können auch Aufzählungen als Listen oder einfache (!) und übersichtliche Tabellen die Inhalte auflockern und ergänzen. Kontaktinformationen am Schluss weisen den Weg zum Unternehmen: Dazu gehören Email- und Webadresse des Unternehmens, Anschrift und Telefon des Ansprechpartners. Der so genannte Abbinder, ein Zusatztext am Ende der Pressemitteilung, enthält Hintergrundinformationen zum Unternehmen. Wie man Texte onlinegerecht verfasst, erfahren Sie auf den Seiten 25 und 41).

Relevante Keywords Schlagwörter (Keywords) verbessern die Auffindbarkeit von Online-Pressemitteilungen im Internet. Sie sollten aus der Begriffswelt der Pflege stammen und sich maßvoll in Überschriften, im Lead- und Haupttext der Meldung wiederholen. Die optimale Keyword-Dichte sollte pro verwendetem Schlüsselwort zwei bis drei Prozent des gesamten Textes betragen.

Backlinks In eine Online-Pressemeldung sollten zwei bis drei Links eingebunden werden, die direkt auf thematisch passende Unterseiten des Unternehmensauftritts führen (Hyperlinks). Sie generieren damit sogenannte Backlinks zurück auf die eigene Website. Suchmaschinen bewerten diese Backlinks von anderen Webseiten (dem jeweiligen Presseportal) wie Empfehlungen – was wiederum das Ranking Ihrer Webseite verbessert. Binden Sie jeden Link in eine Textphrase oder ein Wort ein (Ankertext) dann erhöht das noch den Wert der Verlinkung. Beispiel: Nicht so: Informationen finden Sie hier. Besser so: Hier finden Sie mehr über Kurzzeitpflege.

ℹ️ Wichtige Fachbegriffe zum Thema Internet

» **Social Media** Dazu zählen alle für das Internet konzipierten Anwendungen wie zum Beispiel Weblog, Forum, Social Community/Netzwerk, RSS, Twitter, die es ermöglichen, selbst Inhalte für das Web zu erstellen (user generated content) und zu verbreiten.

» **Weblog** Diese öffentliche Tagebuchform (Logbuch) eignet sich dafür, in regelmäßigen Beiträgen zu speziellen Themen zu informieren. Man kann neutral informieren, aber auch Stellung beziehen oder sogar Leserkommentare zulassen, so dass sich z. B. auch Diskussionen entwickeln können.

» **RSS** Really Simple Syndikation. Eine sehr effektive Form der Nachrichtenverteilung im Internet. Jede Aktualisierung auf einer Internetseite oder Blog wird automatisiert über RSS-Verzeichnisse im Internet breit gestreut. Aktualisierungen können aber auch direkt von einem Besucher der Seite abonniert werden (RSS-Feed-Button), so dass er über jede Aktualisierung direkt informiert wird.

» **Suchmaschinen** suchen nach der Eingabe eines Begriffs oder einer Wortgruppe in allen Texten des Internets nach den größtmöglichen Übereinstimmungen. Gewichtet nach der thematischen Relevanz einer Webseite für diesen gesuchten Begriff, legen sie in einer Liste die Reihenfolge der Ergebnisse fest. Die in Deutschland am häufigsten genutzte Suchmaschine ist google (2013 fast 90,5 Prozent).

» **SEO** Suchmaschinenoptimierung sorgt auf unterschiedlichen Wegen dafür, dass ein Unternehmen in den Suchmaschinen-Ergebnislisten bessere Plätze erreicht. Es genügt nicht, den Pflegedienst nur in eine möglichst große Anzahl kostenloser Webverzeichnisse automatisiert eintragen zu lassen, wie viele Anbieter es versprechen.

» **Pagerank** dokumentiert die Relevanz/Gewichtung Ihrer Internetseite und wird von 1 bis 10 vergeben. Je mehr Links auf eine Seite verweisen, umso höher ist das Gewicht dieser Seite. Je höher die Relevanz der verweisenden Seiten ist, desto größer ist dieser Effekt. Dies hat unter anderem Einfluss auf die Reihenfolge in den Ergebnislisten der Suchmaschinen.

» **CMS** Content Management System. Ein Redaktionssystem erlaubt dem Betreiber einer Webseite, jederzeit neue Inhalte (Texte, Bilder, Dateien) einzufügen, zu ergänzen oder zu verändern. Dafür sind keine Programmier-kenntnisse nötig, denn die Bearbeitungsoberflächen sind so konzipiert, dass man damit leicht arbeiten kann, wenn man mit Office-Programmen wie Word umgehen kann.

» **HTML** ist eine textbasierte Programmiersprache, die genau angibt, wo wie welche Inhalte (Texte, Bilder und Links) auf einer Webseite platziert werden. HTML-Dokumente sind die Grundlage des world wide web.

» **Provider** vermieten auf ihren Servern Platz für die Daten einer Internetseite. Die monatlichen Mieten und bereitgestellten Serviceleistungen variieren stark – es lohnt sich die Angebote zu vergleichen und möglicherweise den Anbieter zu wechseln

Content mit Nutzwert liefern: Corporate Blog – alles über die Potenziale eines eigenen Infodienstes

Von Social Media versprechen sich Unternehmen nicht ohne Grund wahre Wunder: In den sozialen Netzwerken erreichen sie ihre Zielgruppen, ihre Mul-tiplikatoren und ihre künftigen Mitarbeiter. Aber vor allem im Pflegebereich stellen sich viele die Frage, ob das Mitmachen in diesen Netzwerken wirklich lohnt oder man als einzelner Akteur vielleicht doch nur in der Masse und Beliebigkeit untergeht.

Wie viel Information lässt sich zum Beispiel in einer auf wenige Zeichen begrenzten Twitter-Nachricht verbreiten? Auch Facebook lässt keinen großen Spielraum zu. Und dieser Platz soll ausreichen, um eine Information zu erzeugen, die in der täglichen Flut der Tweets und Posts als besonders relevant auffällt? Man nennt so etwas auch einen „Unique Content" mit hohem Informationswert. Auf 140 Zeichen ist er kaum realisierbar.

Tatsächlich beschränken sich die meisten der über Social Media Dienste verbreiteten Informationen auf so genannte Me-too-Inhalte, also das Weitertragen von Inhalten, die ohnehin schon mehrmals von anderen aufbereitet worden sind. Dieses Wiederkäuen hat grundsätzlich großes Potenzial, denn es sorgt dafür, dass sich Informationen weiterverbreiten. Weil Suchmaschinen wie google aber Wert auf echte (unique), lesenswerte – und deshalb geteilte und „gelikte" – Inhalte legen, sollte man selbst Content-Produzent werden.

Wer seine Zielgruppen über Facebook, Twitter und google+ ansprechen möchte, sollte sich deshalb zuvor Gedanken darüber machen, auf welche Weise und mit welchen Inhalten. Die beste Methode: Bleiben Sie erst einmal auf eigenem Terrain: Veröffentlichen Sie auf Ihrer Internetseite im integrierten Corporate-Blog Beiträge zu Themen, die Ihnen wichtig sind und die Sie mit einem inhaltlichen Bezug zu Ihrem Pflegedienst aufbereiten können.

Das bringt zwei Vorteile: Mit jedem neuen Beitrag wächst die Zahl themenspezifischer Schlüsselwörter, über die Ihre Internetseite gefunden werden kann. So wird außerdem die Seite aus Sicht der Suchmaschinen immer wichtiger und deshalb besser positioniert. Und wenn Sie dann jeden neuen Beitrag in Ihrem sozialen Netzwerk bewerben, wird er weitergetragen und verlinkt. Das lenkt mehr Besucher auf Ihre Webseite – und dann lohnt sich Social Media tatsächlich.

PRAXISTIPP

Die richtigen Themen für Corporate Blogs von Pflegeunternehmen

Wer in einen Internetauftritt investiert hat, sollte auch dafür sorgen, dass dieser von seiner Zielgruppe gefunden wird. Die sozialen Netzwerke im Internet bieten alle Möglichkeiten, um die dafür notwendige Vernetzung zu schaffen. Ihre Pflegedienstwebseite bildet dafür das Basislager im Internet für alle Links aus den Social-Media-Diensten.

In einem Blog auf Ihrer Internetseite produzieren Sie „unique content" über Ihre Arbeit, Angebote, Neuheiten, Pflegethemen, Tipps und verbreiten ihn anschließend über Facebook, Twitter, Youtube, Pflege-Communities und -foren – stets versehen mit einem backlink auf den jeweiligen Beitrag in Ihrem Corporate Blog. Dieser Blog sollte kontinuierlich mit Beiträgen bestückt werden. Das muss nicht jede Woche sein, ideal ist eine Frequenz von ein bis zweimal im Monat.

Saisonthemen Geben Sie Tipps und praktischen Rat dann, wenn Ihre Leser sie am meisten brauchen und direkt umsetzen können – zum Beispiel rechtzeitig vor der Urlaubszeit Infos zum Thema Kurzzeitpflege.

Aktuelle Entwicklungen Greifen Sie Meldungen aus der Tagespresse auf und beleuchten Sie diese aus Ihrer professionellen Sicht. Dokumentieren Sie mit Verlinkungen zu anderen Publikationen die bisherige Diskussion.

Veranstaltungen Seien Sie als Teilnehmer von Veranstaltungen der Berichterstatter vor Ort – machen Sie Fotos oder filmen Sie kurze Sequenzen.

Tipps und Checklisten Kurze, prägnante Zusammenfassungen von Tipps zu einem bestimmten Thema sind im Web sehr beliebt. Das Gleiche gilt für Checklisten, weil sie so gut strukturiert sind. Man kann sie schnell umsetzen und sie liefern hohen Nutzwert.

Problemlösungen Verfassen Sie anhand eines Fallbeispiels aus Ihrem Pflegealltag einen zeitlosen Ratgeberbetrag.

Interviews Befragen Sie andere Pflegeexperten oder Kooperationspartner zu Themen, die für die Leser und Besucher Ihrer Seite interessant sind.

Crossmedia-Marketing

Wie erfolgreich Sie Ihre Leistungen anbieten und schließlich „verkaufen", das hängt unter anderem davon ab, wie und welche Marketingmittel sie einsetzen. Mit dem Internet kommen ständig neue dazu.

Lange Zeit bot uns das Internet mit seiner Informationsfülle einen praktischen Zusatznutzen: Es machte für viele das Suchen in den Gelben Seiten überflüssig. Inzwischen aber wird für immer mehr Menschen das Internet auch ein ganz selbstverständlicher Teil ihres sozialen Alltags: Freunde, Bekannte und Kollegen trifft man in Social Communities wie Facebook oder in Berufnetzwerken wie xing.

Um Kontakt zum Internet zu bekommen, müssen wir längst nicht mehr zu Hause am PC sitzen – das tun wir inzwischen auch unterwegs: mit handlichen Tablet-PCs und Smartphones. Und diese kleinen Alleskönner, mit denen man außer Telefonieren und SMS schreiben auch im Internet surfen und E-Mails abrufen kann, setzen einen Trend, der sich wohl kaum noch aufhalten lässt. Im Jahr 2013 besitzen bereits 40 Prozent der Deutschen ein Smartphone – mit weiter steigender Tendenz. Besonders interessant fürs Marketing: 31 Prozent derer, die mobil im Internet surfen, halten sich unterwegs über ihre Freunde und Bekannten auf dem Laufenden und informieren sich über Produkte und Dienstleistungen.

Cross-Media-Marketing folgt im Prinzip dem mobilen Nutzer und tut, was er tut – nämlich die digitale Welt mit dem Alltag der analogen, realen Welt nahtlos verbinden.

ℹ Verbindungen kreuz und quer

Für ambulante Pflegedienste bedeutet Cross-Media-Marketing: Alle Werbemittel vom Flyer bis zur Internetseite und den Social-Media-Diensten werden so konzipiert, dass sie sich nutzbringend miteinander vernetzen lassen.

» **Analoge Werbeträger** Zu Sprungbrettern in die digitale Welt werden Flyer, Postkarten, Visitenkarten, Geschäftspapier, Infobriefe, Fahrzeugwerbung, Aufsteller, Schaufenster, Tresen, Wände des Pflegedienstbüros, Mitarbeiterkleidung, Werbemittel wie Taschen, Schirme, Give-aways (siehe Seite 47). Aber nur dann, wenn sie die www-Adresse und den QR-Code des Pflegedienstes tragen.

» **QR-Code** Jeder hat die kleinen quadratischen Pixelhaufen schon gesehen: auf Plakaten oder Anzeigen, am Ende von Artikeln in Zeitschriften und Zeitungen. Man scannt sie mithilfe einer App im Smartphone quasi im Vorübergehen. Sie lotsen direkt auf die Pflegedienst-Internetseite. Jeder kann ganz einfach einen eigenen QR-Code herstellen, z. B. hier: www.qrcode-generator.de. Beachten Sie: Für die unterschiedlichen Druckverfahren (Offset, Siebdruck) brauchen Sie eine entsprechende Auflösung (Pixelanzahl pro Inch), die Sie beim ausführenden Unternehmen erfragen sollten.

» **Bilder** – vor allem bewegte Bilder – sagen viel mehr als Worte. Ein Unternehmens-Video oder die Aufnahmen vom Tag der offenen Tür können Sie auf Ihrer Internetseite, aber auch mit einem Tablet-PC oder im digitalen Bilderrahmen präsentieren, im Schaufenster oder im Wartebereich Ihre Pflegedienstbüros.

» **Digitale Werbeplattform** Die Pflegedienstwebseite ist das „Basislager" im Internet für Links von analogen Werbeträgern und für Social Media also Facebook, Blog, Twitter, Pflege-Communities, YouTube oder auch einen

Newsletter. Verschiedene Medien wie z. B. Fotos, Videobotschaften oder auch Aktionen im Guerilla-Stil (siehe Seite 54) sind die Anlässe, die den Pflegedienst zur Nachricht in Chats und Foren werden lassen, von dort wird stets auf die Webseite verlinkt.

„Digitale Pressemappe" –
so präsentieren Sie Ihren Pflegedienst den Redaktionen

Was für ein Erfolg: Über den eigenen Pflegedienst wird in der lokalen Presse berichtet – Anlass war die Eröffnung der Tagespflege. Aus einer an sich kleinen Meldung aber ist ein richtig umfangreicher Zweispalter mit Bild geworden. Mitarbeiter und sogar Kunden freuen sich und sind stolz, dass „Ihr" Pflegedienst in der Zeitung erscheint.

Warum manches nur eine Randmeldung bleibt, andere Berichte in der Zeitung aber mehr Platz bekommen, kann ganz unterschiedliche Ursachen haben. Ein wichtiger Aspekt ist folgender: Jede Lokalredaktion ist in Zeiten radikalen Anzeigenschwunds gezwungen, mit kleinster Besetzung zu arbeiten. Für aufwendige Recherchen, langwieriges Nachhaken, einen Fototermin fehlt einfach oft die Zeit. Da greift man gerne auf gut aufbereitetes Pressematerial zurück, bei dem man gleich eine runde Geschichte bekommt, die man ohne viel Zusatzarbeit ins „Blatt heben" kann.

Stellen Sie einmal alle Informationen über Ihren Pflegedienst übersichtlich zusammen und präsentieren Sie diese zusammen mit ansprechendem Fotomaterial den Redaktionen Ihrer Lokalzeitung oder der örtlichen Anzeigenblätter – am besten im Vorfeld eines berichtenswerten Anlasses: Jubiläum, Sommerfest, Ehrung der ehrenamtlichen Mitarbeiter Ihres Pflegedienstes, der runde Geburtstag Ihres ältesten Kunden oder Ähnliches. Selbstverständlich nach telefonischer Absprache und wenn möglich bei einem persönlichen Kurzbesuch.

Diese Vorgehensweise bringt Vorteile: So bekommt Ihr Pflegedienst für den zuständigen Mitarbeiter in der Redaktion ein „Gesicht". Sie können ihn bei dieser Gelegenheit auch gleich zum entsprechenden Ereignis persönlich einladen oder mit ihm die Nachlieferung aktueller Fotoaufnahmen vereinbaren. Wenn man Ihnen nahelegt, als „begleitende" Maßnahme eine Anzeige zu schalten, sollten Sie klugerweise Entgegenkommen signalisieren. Professionell aufbereitetes Infomaterial und persönliche Kontakte schaffen Vertrauen und machen Sie zudem künftig zur kompetenten und zitierbaren Informationsquelle, wenn es um Einschätzungen, Meinungen, Standpunkte rund um das Thema Pflege geht.

Das müssen Journalisten wissen

Redakteure haben keine Zeit. Freie Mitarbeiter können sich bei ihrem geringen Zeilenhonorar kaum lange Recherchen erlauben. Die mundgerechte Aufbereitung der Informationskost bereitet Ihnen also den Weg in die Blätter der regionalen Presse.

Die vollständigen und umfassenden Infos dürfen keine Fragen offen lassen. Eine gelungene Präsentation ohne Schreib- oder Tippfehler unterstreicht Ihre Seriosität und Professionalität.

Jeder Text enthält folgende Zusatzinformationen: Komplette Adresse, Kontaktdaten wie Telefon, Fax, E-Mail, Internetadresse, Ansprechpartner für Journalisten, Aktualitätsstand der Informationen (z. B. Stand: April 2014).

Stellen Sie die Texte in Worddateien zur Verfügung und die Bilder im jpg-Format. Packen Sie für eine reibungslose Übertragung alles in eine zip-Datei oder geben Sie in Ihrer Mail einen Download-Link an (Daten-Cloud). Ermitteln Sie telefonisch den zuständigen Redakteur und bitten Sie um seine E-Mail-Adresse. Hängen Sie die zip-Datei an die Mail mit einem kurzen und freundlichen Anschreiben, das Bezug nimmt auf das Telefongespräch.

Neben der aktuellen Presseinformation zu einem bestimmten Anlass gehört in das Infopaket für Journalisten:

Ihr Pflegedienst in Zahlen Daten, Fakten zu Firmengeschichte, Mitarbeiter, Kunden, Dienstfahrzeuge, Zweigstellen, Auszeichnungen, Zertifizierungen, Verbandsmitgliedschaften, Leistungsübersicht, Kooperationspartner, MDK-Noten der letzten Jahre.

Gründer/Geschäftsführer/Inhaber Name, Jahrgang, Werdegang (Ausbildung, Zusatzqualifikationen) mit Infos über Gründung Ihres Dienstes, Ihr Engagement in der Kommune, Netzwerke usw.

Informationen zu den mitgelieferten Fotos, z. B. abgebildete Personen. Bei Gruppenaufnahmen werden die Namen in Leserichtung (v.l.n.r) genannt. Sind es mehrere Reihen, dann immer von oben nach unten. Wird nur eine Person namentlich aufgeführt: Geschäftsführerin Inge Völler, mittlere Reihe, dritte von links.

Bildmaterial Fotoaufnahmen von Inhaber, Team, Pflegedienstbüro, Dienstfahrzeugen, bestimmten Ereignissen usw.

Workshop: Texte verfassen – print und online

Teil 1: für Print-Publikationen
Formale Regeln

» Lassen Sie rechts drei Zentimeter Platz, verwenden Sie Flattersatz und einen Zeilenabstand von anderthalb Zeilen.

» Vermeiden Sie **Fettdruck** im Lauftext – er gehört nur in Überschriften, Unterüberschriften oder Zwischenzeilen (= Überschriften innerhalb eines Textes).

» Vermeiden Sie Unterstreichungen, S p e r r u n g e n und Trennungen.

» Verwenden Sie keine GROSSBUCHSTABEN. Auch dann nicht, wenn Sie diese im Namen einer Einrichtung verwenden, beispielsweise „PFLEGE OHNE PAUSE" Ausnahme sind Abkürzungen wie etwa „POP-Pflegedienst".

» Erklären Sie Abkürzungen: entweder in einer angeschlossenen Klammer: BMFSFJ (Bundesministerium für Familie, Senioren, Frauen und Jugend). Oder schreiben Sie bei der ersten Nennung im Text den Begriff komplett aus und setzen dahinter in Klammern die Abkürzung: Bundesministerium für Familie, Senioren, Frauen und Jugend (BMFSFJ). Kommt der Begriff anschließend weitere Male im Text vor, dürfen Sie ohne weitere Erklärung die Abkürzung verwenden.

» Schreiben Sie alle Zahlen von eins bis zwölf aus und erst ab 13 in Ziffern. Ausnahme: „10 – 15 Patienten".

» Schreiben Sie Maß- und Währungsangaben aus: Euro, Cent, Kilogramm, Sekunden, Quadratmeter, Prozent.

» Verwenden Sie immer eine vollständige Namensangabe, bei Erstnennung unbedingt mit Funktion: Gertrud Maier, Qualitätsbeauftragte im PFLEGE OHNE PAUSE-Pflegedienst .

» Die Ansprache Frau/Herr wird in einem journalistischen Text nicht verwendet, also nicht Frau Gertrud Maier.

» Das so genannte „Binnen-I" wie beispielsweise in „MitarbeiterInnen" ist in Redaktionen nicht gerne gesehen, weil es meist durch die männliche Form ersetzt wird und somit zusätzliche Arbeit verursacht. Sind im Team oder in der Einrichtung allerdings ausschließlich Frauen beschäftigt, dann benutzen sie natürlich die weibliche Endung -in oder -innen. Man kann sich allerdings auch mit neutralen Bezeichnungen wie Pflegekräfte, Fachkräfte, Personal, Team, Belegschaft usw. aus der Affäre ziehen.

Redaktionelle Absprachen und Vorgaben

Wenn Sie einen Beitrag für eine Fachzeitschrift verfassen wollen oder sollen, klären Sie mit dem zuständigen Redakteur neben Thema und Umfang Ihres Beitrags auch, ob folgende zusätzliche Elemente gewünscht sind: Kasten mit Hintergrundinformationen oder einem Interview, Tabelle(n), Diagramm(e), Schemazeichnung(en), Bilder (Anzahl und mögliche Motive).

Ausgehend von einem durchschnittlichen Umfang von zwei bis vier redaktionellen Seiten richtet sich der Textanteil nach Zahl und Größe der zusätzlichen grafischen Elemente. Sie erhalten dann eine Vorgabe von Zeichen für den Lauftext, eventuell für den Kasten.

Fragen Sie außerdem Ihren Ansprechpartner in der Redaktion,

» wie viele Zeichen der Vorspann maximal haben darf,

» ob die Überschrift ein- oder zweizeilig angelegt wird,

» ob Zwischenüberschriften erwünscht sind (und ihre Länge: einzeilig oder zweizeilig),

» wie mit Quellenangaben verfahren wird,

» ob Bildunterschriften gewünscht sind,

» welche Auflösung die Bilder haben müssen (Angabe in Pixel).

Lassen Sie sich bei Bedarf doch einen Beitrag in einer früheren Ausgabe nennen, an dem Sie sich formal orientieren können. Je besser und präziser Sie die Vorgaben absprechen, desto einfacher wird es die Redaktion haben und desto weniger muss Text gekürzt werden. Diesen Fall sollten Sie nämlich unbedingt vermeiden, denn Redaktionen kürzen ja grundsätzlich das, was Ihnen ganz besonders wichtig erschien – immer, glauben Sie mir …

Inhaltliche Struktur

Ein redaktioneller Beitrag muss bestimmte Informationen bereithalten. Um keine zu vergessen, folgen Sie einem ganz einfachen Prinzip, ähnlich den festen Regeln für einen Notfallanruf: Es sind die berühmten W-Fragen – jeder kennt sie. Für kurze Zeitungsbeiträge etwa können sie eine prima Gliederungshilfe sein.

» **Wer?** Ihr Unternehmen, Verband, Gesetzgeber, Ihr Netzwerk usw.

» **Was?** Thema, Anliegen, Statement, These, eine Veranstaltung usw.

» **Wann?** Immer Datum oder Jahreszahl. Wenn der Beitrag auch in der Online-Ausgabe erscheinen soll, dann Angaben vermeiden wie seit/in zwei Jahren, vor kurzem, demnächst, schon bald, jetzt und Ähnliches.

» **Wo?** Bei Veranstaltungsmeldungen möglichst Link setzen.

» **Wie?** Umstände, Zusammenhänge, Methoden.

» **Wozu?** Zielsetzungen, Folgen, Absichten.

» **Warum?** Beweggründe, Erkenntnisse, Grundlagen, Voraussetzungen.

Die Informationen der W-Fragen taugen für Presseinformationen. Wenn Sie Ihr Thema z. B. für eine Fachzeitschrift allein nach diesem Schema „abarbeiten", wird jedoch Ihr Beitrag (gleichgültig, wie interessant Ihr Thema tatsächlich ist) nur mit Mühe Leser finden, die tapfer bis zum Ende durchhalten. Für Ihren Beitrag wählen Sie idealerweise einen dreiteiligen Aufbau, der eine Art Spannungsbogen bildet:

» **Einleitung** Für einen wirkungsvollen Einstieg brauchen Sie ein paar starke Worte. Das kann eine treffende Redewendung oder ein Zitat sein oder eine kurze Anekdote, die symbolisch für das ganze Thema steht und es geradezu erlebbar macht. Dann umreißen Sie den Inhalt Ihres Textes in zwei Sätzen.

» **Hauptteil** Hier stellen Sie die Inhalte vollständig und verständlich dar: Übergeordnete Aspekte, Teilaspekte, Perspektiven, Fragestellungen, für die Sie jeweils passende Beispiele/Erfahrungen anführen, die als Belege oder zur Verdeutlichung dienen. Bauen Sie Ihre Informationen, Gedanken oder Argumente sinnvoll aufeinander auf, Fakten und Aussagen strukturieren Sie klar und übersichtlich.

» **Schlussteil** Hier bündeln Sie wieder, was Sie im Hauptteil so schön aufgedröselt haben. Führen mögliche Schlussfolgerungen oder Konsequenzen auf. Sie können mit einem Resümee oder einem Kommentar schließen. Aber auch mit einer Aufforderung oder einer Frage. Vielleicht gelingt Ihnen sogar ein journalistischer Kniff, indem Sie am Schluss wieder Bezug auf den Einstieg nehmen.

Diese Fragen können Sie auf die richtige Fährte leiten: Was will ich sagen? Welche Inhalte will ich bringen? Was ist wichtig, interessant oder neu für den Leser? Worauf kann oder will ich lieber verzichten, weil es nicht zum Thema gehört, langatmig ist oder auf Nebenstrecken führt? (Wenn Sie die Nebenstrecke trotzdem aber für unerlässlich halten, können Sie diese z. B. auch in einem Kasten unterbringen).

Machen Sie sich schon zu Beginn klar, welche Ziele Sie mit einer Veröffentlichung verfolgen. Wollen Sie als Autor neutral zum Thema informieren oder ihre (subjektiven) Erfahrungen mitteilen oder eine bestimmte Meinung vertreten oder beim Leser eine Meinungsbildung anregen? Sie können sich eines der Ziele aussuchen, aber auch mehrere in ein- und demselben Beitrag realisieren.

Sprache und Stilmittel

Wenn Sie mal für einen kurzen Augenblick einfach an eine Sushi-Bar denken: Kleine Happen … attraktiv gestaltet … fahren alle nacheinander auf einem Band an Ihnen vorüber … Welchen Effekt hat das auf Sie?

Vorausgesetzt, Sie mögen rohen Fisch, dann sollte diese Art der Präsentation Sie neugierig und Ihnen Appetit machen. Versuchen Sie das auch mit Ihrem Text: Halten Sie ihn am laufenden Band attraktiv und appetitanregend. Und so gelingt Ihnen Text-Sushi:

» Schreiben Sie kurz, knapp und so einfach wie möglich.

» Bilden Sie Absätze – und zwar jeweils nach abgeschlossenen inhaltlichen Aussagen

» Setzen Sie Zwischenüberschriften: Sie fungieren als Strukturhilfe – optisch und inhaltlich – und sie ziehen den Leser weiter.

» Meiden Sie Schachtelsätze wie die Pest.

Beispiel: „Damit klar wird, was sich worauf bezieht, lassen Sie zusammengehörige Satzteile nach Möglichkeit auch zusammen, statt noch diverse Nebensätze dazwischen zu packen."

So besser nicht: „Damit klar wird, was sich worauf bezieht, lassen Sie, statt noch diverse Nebensätze dazwischen zu packen, zusammengehörige Satzteile, selbst dann, wenn draußen die Sonne scheint, nach Möglichkeit auch zusammen." Oder machen Sie einfach zwei Sätze daraus: »Eingeschobene Nebensätze bringen zusammengehörige Satzteile in Gefahr, denn es wird meist nicht klar, was sich worauf bezieht. Das gilt selbst dann, wenn draußen die Sonne scheint.«

» Trennen Sie sich von bleischwerem Nominalstil:

Er wird in Protokollen und Pflegedokumentationen verwendet, da gehört er auch hin.

In Ihrem Beitrag aber lassen Sie lieber aus Substantiven Verben werden – vollenden Sie lieber etwas, als es zur Vollendung zu bringen.

» Versuchen Sie sich im aktiven Stil:

Beispiel: Das macht Ihren Text kürzer, dynamischer und leichter lesbar (= 61 Zeichen)

So besser nicht: Ihr Text wird dadurch kürzer und dynamischer werden, sowie auch leichter zu lesen sein. (= 87 Zeichen).

The worst case: Nominal- und Passivstil kombinieren, wie hier: »Das Geben der Milch wird durch Kühe realisiert, das Legen der Eier geschieht durch Hühner.«

» Seien Sie wachsam bei Floskeln und Klischees:

unbekannter Täter, unschuldiges Opfer, einsame Insel, Götter in Weiß …

» Versuchen Sie lebendig zu schreiben:

Das gelingt Ihnen mit Vergleichen (schwatzhaft wie eine Elster) und Metaphern (rosarote Brille, Schnee von gestern).

» Werfen Sie Wortballast ab: Adjektive können etwas genauer beschreiben. Viele Substantive aber sind schon so präzise, dass sie keine weitere Erläuterung brauchen. Dann hemmen angefügte Adjektive den Sprachfluss wie Steine im Bachbett: heftiger Kälteeinbruch, wortloses Nicken, greller Blitz …

» Bleiben Sie verständlich: Nicht alles, was Sie über Ihr Thema sagen können, müssen Ihre Leser wissen, um Ihren Beitrag zu verstehen. Möchte der Verfasser des folgenden Textes, dass ihn jemand versteht oder möchte er zeigen, was er so draufhat? „Unter Texten werden Ergebnisse sprachlicher Tätigkeit sozial handelnder Menschen verstanden, durch die in Abhängigkeit von der kognitiven Bewertung der Handlungsbeteiligten wie auch des Handlungskontextes vom Textproduzenten Wissen in unterschiedlicher Art aktualisiert wurde, das sich in Texten in spezifischer Weise manifestiert und deren mehrdimensionale Struktur konstituiert." Heißt: Menschen verfassen Texte, nachdem sie recherchiert, über die Informationen nachgedacht und sie eingeordnet haben.

» Schreiben Sie möglichst schnörkellos, präzise und deutlich, indem sie einen Nebensatz oder einzelne Wörter streichen oder einen Satz umstellen. Machen Sie aus einem langen Satz lieber zwei oder drei kurze.

Überschriften

Sie werden auch Headlines genannt und sollen viele Aufgaben auf einmal erfüllen: eine Botschaft/Information vermitteln, dabei kurz und knackig sein, den Leser neugierig machen, auf keinen Fall langweilen. In dieser hohen Kunst üben sich täglich viele Journalisten, in Boulevardzeitungen reden sich Experten in so genannten Line-Konferenzen die Köpfe heiß, um „die" eine richtige verkaufsfördernde Headline zu finden.

Die Verständlichkeit/Wirkung testet man am besten mit Menschen, die nicht unmittelbar mit Ihrem Thema befasst sind – und nicht mit dem Teamkollegen.

Geben Sie maximal drei Überschriften zur Auswahl und testen Sie diese mit ganz unterschiedlichen Personen. Hören Sie sich auch ruhig deren Begründungen dazu an.

Bildmaterial

Bilder wecken Emotionen, transportieren Authentizität, machen etwas anschaulich, ermöglichen eine Identifikation. Bilder können aber manchmal auch unfreiwillig komisch oder sogar abschreckend wirken. Deshalb auf Handy-Fotos in Schnappschuss-Manier lieber verzichten und eine Kamera verwenden.

Das Bildmaterial kann folgende Motive umfassen: Es kann sich um Ihr aktuelles (!) Porträt handeln oder um Aufnahmen vom Team, von Ihren Fahrzeugen, typischen Situationen Ihres Arbeitsalltags oder Veranstaltungen.

» **Beachten Sie aber den Datenschutz** Bieten Sie einer Redaktion eine Aufnahme zur Veröffentlichung an, auf der beispielsweise Mitarbeiter, Patienten, deren Angehörige oder ehrenamtliche Helfer zu erkennen sind, müssen Sie zuvor deren (möglichst schriftliche) Erlaubnis dafür einholen. Das gilt auch für Aufnahmen, die Sie auf Ihrer Internetseite, im Corporate Blog oder in Social Communities wie Facebook, Twitter und Co. veröffentlichen.

Es ist ein Irrglaube, dass man bei Gruppenbildern ab einer bestimmten Anzahl abgebildeter Personen keine Einwilligung braucht. Dieser Irrtum basiert auf zwei Ausnahmen im KunstUrhG (KunstUrhebergesetz § 23): Dort wird aufgezählt, wann Fotos ohne vorherige Einwilligung der abgelichteten Personen gemacht und verwertet werden können: Und zwar dann, wenn „die abgebildeten Personen nur als Beiwerke einer Landschaft oder Örtlichkeit erscheinen" und wenn „das Bild Versammlungen, Aufzüge oder ähnliche Vorgänge darstellt, an denen der Abgebildete teilgenommen hat".

Diese Ausnahmen kommen aber nur in Betracht, wenn man eigentlich nicht genau diese eine Gruppe fotografieren möchte, sondern etwas ganz anderes (z. B. das Felsmassiv vor dem die Gruppe gerade steht) und die Personengruppe also nur zufällig vor Ort ist. Will man eine Veranstaltung dokumentieren, darf man Personen nicht „aus der Masse herausheben". Sobald bestimmte Personen im Vordergrund des Bildes stehen, kann dies nämlich auch schon eine Rechtsverletzung begründen.

Möchte man also eine Gruppe fotografieren, sollte man die Aufnahme grundsätzlich nicht ohne Einwilligung jeder einzelnen abgelichteten Personen veröffentlichen. Auch wenn das im Zweifel bedeutet, dass man 10 oder mehr Zustimmungen braucht. Tipp: Informieren Sie vor der Aufnahme über Ihre

Absicht, das Foto zur Veröffentlichung freizugeben und ermöglichen Sie es denjenigen, die dies nicht wünschen, den Aufnahmebereich zu verlassen.

Ein bisschen Technik

Wenn Ihre Aufnahmen für eine **Printpublikation** geeignet sein sollen, müssen Sie den „Farbausgaberaum CMYK" wählen: Cyan, Magenta, Yellow und Black sind die vier Druckfarben.

Aufnahmen, die später auf Papier gedruckt werden sollen, müssen „hochauflösend" sein (Angabe in dpi, also dots per inch). Üblich ist eine Auflösung von 300 bis 360 dpi, klären Sie das aber vorsichtshalber mit der Redaktion.

Bilder (ebenso wie Tabellen und Diagramme) sollten Sie auf keinen Fall in das Word-Dokument einbinden, sondern als separate Dateien schicken. Optimal ist das Dateiformat .jpg – es wird übrigens von den meisten Digitalkameras automatisch erstellt. Zwar eignen sich auch Formate wie .tif oder .eps, ihr Datenumfang ist aber meist deutlich größer und macht das Verschicken per E-Mail nicht selten zu einer mehrteiligen und zeitaufwendigen Aktion.

Ist eine **Online-Veröffentlichung** geplant, wählen Sie den „Farbausgaberaum RGB" (Rot Grün Blau) – er eignet sich für die Farbwiedergabe am Bildschirm. Der Datenumfang für eine Aufnahme ist geringer als für ein Print-Bild: Was später auf dem Bildschirm rund 10 Zentimeter hoch erscheinen soll, sollte in der Höhe rund 500 Pixel messen.

Überarbeitung Ihres Beitrags

Lassen Sie Ihre Beiträge nicht ohne Überarbeitung auf die Menschheit los. Die wenigsten Texte fließen perfekt aus der Feder. Lassen Sie den Text wenigstens über Nacht, besser aber noch ein paar Tage liegen.

Dann nehmen Sie ihn sich noch einmal vor: Feilen Sie, streichen Sie, kürzen Sie, ersetzen Sie. Werfen Sie alles über Bord, was für Ihren Beitrag nicht wesentlich ist. Und vertrauen Sie dabei einfach Ihrem Gefühl. Das hilft dabei: Lesen Sie sich den Text laut vor. Wo Sie ins Stocken geraten, tut Ihr Leser das ebenso. Prüfen Sie, warum Sie diese oder jene Textstelle nicht flüssig lesen konnten.

» Ist der Satzbau holprig, umständlich? (Schachtelsätze, Nominalstil, Passivstil)

» Erschweren überflüssige Wörter den Lesefluss?

» Drücken Sie sich umständlich aus? Oft passiert das, wenn man sich selbst einer Sache nicht ganz sicher ist.

» Fallen Ihnen Widersprüche oder Wiederholungen auf?

» Wirkt etwas zu langatmig?

» Haben Sie den roten Faden verloren? Kann der Leser den Argumenten und Gedanken nicht mehr folgen?

» Sind die einzelnen Abschnitte gut und fließend miteinander verbunden oder kommt das Gefühl auf: Da kommt jetzt ganz unvermittelt ein neuer Gedanke „wie Kai aus der Kiste".

» Können Sie etwas noch präziser oder deutlicher sagen?

» Gibt es noch Lücken? Fehlen Informationen oder Gedanken, die der Leser braucht, um Ihnen folgen zu können?

» Werden Zusammenhänge deutlich durch Überschriften, Absätze, Aufzählungen?

» Passen Tabellen, Grafiken oder anderen Abbildungen zum Inhalt? Durch Kürzungen und inhaltliche Umgewichtungen im Laufe der Textbearbeitung kann sich das ändern.

» Sind Ihre Zitate, Abbildungsnachweise und andere Quellenangaben korrekt?

Korrekturlesen Je öfter man den eigenen Text gelesen hat, desto leichter übeliest man peimliche Schriebfehler. Denn Ihr Hirn schläft nicht: Es ergänzt bei jedem erneuten Lesen immer perfekter fehlende Buchstaben, verbessert Fehler wie Buchstabendreher oder ähnliche Buchstaben oder … oder …

Am besten bitten Sie jemanden, der in Zeichensetzung und Orthografie sicher ist, Ihren Text auf Schreibfehler, grammatikalische Fehler, fehlende Wörter gründlich zu prüfen. Bitten Sie eventuell darum, Ihnen den Text laut vorzulesen und merken Sie sich mögliche Holperstellen.

Teil 2: Texte onlinegerecht aufbereiten

Eine Meldung für die Homepage, ein Veranstaltungshinweis, ein Blogbeitrag? Jeder kann heute fürs Internet schreiben, aber nicht jeder kennt die Regeln, die einen Beitrag auch auffindbar für Suchmaschinen machen.

Unsere Lesegewohnheiten am Bildschirm unterscheiden sich erheblich davon, wie wir einen Text in einer Zeitung lesen: Wir „überfliegen" Texte, d. h. wir lesen schnell, wir scrollen und lesen dabei quer. Wir sind inzwischen anspruchsvoll geworden und sortieren immer routinierter Uninteressantes und zu Umfangreiches kurzerhand und gnadenlos aus. Unsere Augen sind auf einem Bildschirm immer auf der Suche nach einem „Anker", nach Orientierungspunkten.

Deshalb werden Texte im Internet anderes aufbereitet als Texte in Printmedien – Tageszeitungen, Magazinen, Illustrierten, Büchern. Vor dem Schreiben definieren Sie Ihre Zielgruppe klar: Pflegebedürftige? Angehörige? Pflegefachkräfte? Schüler? Ehrenamtliche? Kooperationspartner? Fakten und Aussagen strukturieren Sie klar und übersichtlich. Formulieren Sie kurze, einfache Sätze, bilden Sie Absätze – und zwar jeweils nach abgeschlossenen inhaltlichen Aussagen. Setzen Sie Zwischenüberschriften: Sie fungieren optisch und inhaltlich als Anker und ziehen den Leser außerdem weiter.

Im Internet untersucht ein Webcrawler (BOT) Texte nach einem bestimmten Algorithmus (= Handlungsvorschrift). Sie heißt: „Ermittle die Wörter, die am häufigsten vorkommen und zusätzlich noch dazu sinnverwandte Wörter". Gibt nun jemand in eine Suchmaschine einen Begriff ein, der besonders häufig in Ihrem Beitrag vorkommt, ist dieser Beitrag für seine spezielle Suche besonders relevant und kommt auf die Ergebnisliste.

Das bedeutet für Sie: Sie finden die richtigen Schlüsselwörter (keywords), indem Sie überlegen, welche Frage ein Leser stellen müsste, auf die Ihr Beitrag die exakte Antwort ist. Welche Begriffe würden Sie bei google eingeben, wenn Sie einen Beitrag wie Ihren finden wollten? Machen Sie davon eine kleine Sammlung und testen Sie Ihre Keywords anschließend bei www.google.com/insights/search/# . Sie suchen noch weitere sinnverwandte Begriffe? Dann verwenden Sie https://adwords.google.de/select/KeywordToolExternal

Besonders wichtig: Headlines Für Print-Journalisten ist es eine Frage der Ehre, eine Überschrift zu finden, die neugierig macht, in den Satzspiegel passt und dabei noch künstlerisch wertvoll ist. Im Internet ist es bedeutend einfacher: Es kommt nur darauf an, die ermittelten Keywords sinnvoll anzuordnen. Mehr zur attraktiven Aufbereitung von Inhalten ab Seite 37.

Qualitätsprüfung

Weil das Internet nichts vergisst, sollten Sie Ihren Beitrag auf Verständlichkeit prüfen lassen – am besten von einem „Fachfremden". Führen Sie außerdem einen Faktencheck durch und prüfen Sie Ihre Quellen auf Glaubwürdigkeit (auf Wikipedia ist nicht immer Verlass). Lassen Sie den Text auf Schreibfehler und Zeichensetzung prüfen (!) – je öfter man den eigenen Text gelesen hat, desto leichter überliest man peimliche Schriebfehler.

So wird es ein erfolgreicher Internetbeitrag:

» die richtigen keywords wählen,

» „Appetit anregenden" kurzen Einstieg finden,

» „führende" Struktur entwickeln,

» viele Absätze, kurze Sätze, Aufzählungen, Listen,

» aktiv formulieren,

» Beispiele und Vergleiche finden,

» Fachsprache vermeiden: mit Birnen und Äpfeln erklären,

» keywords gut verteilen und häufig genug nennen (zählen!),

» Zwischenüberschriften einbauen (keywords!),

» Qualitätsprüfung nicht vergessen.

Interesse wecken – nicht plakativ im Stil von Boulevard-Journalismus, sondern klug, subtil und ruhig auch mit Gefühl: Emotionen wecken Interesse.

Wissen vermitteln – nicht trocken und im Stil wissenschaftlicher Abhandlungen, sondern unterhaltend, anregend und Neugier nach mehr weckend. Unser episodisches Gedächtnis sorgt dafür, dass wir uns besser an Fakten erinnern, wenn wir sie mit einer Geschichte verbinden können.

Zum Mitmachen anregen Wer am Ende seines Beitrag eine – gerne auch mal provokative – Frage stellt oder um Meinungen und Kommentare bittet, kann eine interessante Diskussion in Gang setzen. Allerdings muss man den Fortgang gut beobachten und eventuell moderieren.

Teil 3: Blockade?

Sie haben alle Informationen beisammen, Sie haben sich heute extra Zeit genommen, den Beitrag zu schreiben. Tür zu, Telefon auf Stumm schalten, nein, keine E-Mails mehr abrufen. Sie machen Word auf, geben Ihrem Dokument einen Namen … und … nun … schauen … Sie … schon … seit … drei … Minuten … auf … den blinkenden … Curser …

Wenn dieser Zustand länger andauert, dann nennt man es auch writer's block. Schreiben ist ein kreativer Prozess, und der lässt sich eben nicht anknipsen wie eine Schreibtischlampe. Kaum jemand ist in der Lage, sich hinzusetzen und ohne Plan und Struktur ein komplexes Thema einfach so „runterzuschreiben". Solange Ihre Gedanken noch ziemlich wild in Ihrem Kopf herumschwirren, möchte Ihr Gehirn da gerne etwas Ordnung hineinbringen. Geben Sie ihm Gelegenheit dazu. Die ergreift es auch gerne, aber nicht, wenn Sie Ihren Curser noch länger so anstarren.

Unser Gehirn funktioniert anders: Es braucht Stimulation ebenso wie Entspannung. Geben Sie ihm beide dieser Seinszustände einzeln oder nacheinander oder auch gleichzeitig (das geht). Die Wirkung wird immer dieselbe sein. Automatisch werden sich Ihre Gedanken ordnen. Und wenn Sie Block und Stift mitnehmen, halten Sie Ihre Gedanken dazu in Stichworten gleich mal fest, bevor sie wieder weg sind.

» **Passive Entspannung** Meditation, autogenes Training, entspannt hinlegen und Musikhören oder wie auch immer Ihre persönliche Methode aussieht.

» **Aktive Entspannung** Spazieren gehen, Nordic Walking, Joggen, Radfahren, Rudern usw. – auf jeden Fall eine gleichmäßig eintönige Bewegungsabfolge und möglichst allein.

» **Stimulation plus Entspannung** Nehmen Sie eine möglichst gleichförmige Routinearbeit in Angriff, vor der Sie sich möglicherweise auch schon länger drücken. Irgendeine Methode, Gedanken zu sammeln und zu strukturieren, hat jeder für sich oft schon gefunden. Praktizieren Sie die, mit der Sie am besten zurechtkommen. Speziell fürs Schreiben kann aber diese hier besonders wirkungsvoll sein. Sie wirkt ähnlich wie eine Lockerungsübung vor dem Sport:

Setzen Sie sich an Ihren PC und fangen Sie einfach an zu schreiben, dabei achten sie weder auf Punkt und komma und denken am besten auch nicht lange nach und korrigieren nicht, auch wenn Sie sich verschrieben haben. Lassen sie einfach Ihrne Gedanken freien Lauf , so wie ich es jetztgerade mache und sie werden merken, dass sie langsam in einen flow kommen. Nehmen Sie sich vor, nicht auf den Bildschirm zu schauen, um zu sehen, was Sie schon geschrieben haben, einfach weiterschreiben. Ich z. B. möchte endlich ein Vorwort für dieses Buch verfassen, ... vielleicht fange ich damit an, dass einem oft einfach die Marketing-Ideen ausgehen, wenn man schon jahrelang einen Pflegedienst betreibt und da fällt mir ein, ich sollte ja auch noch darauf eingehen, wie es ist, wenn ...

Werbeanzeigen – gezielt und clever einsetzen

Eine traurige Tatsache: Tageszeitungen verlieren ihre Abonnenten heute kaum noch durch Kündigung, sondern durch das Ableben ihrer treuen Leser. Ältere Menschen machen mittlerweile die Hauptlesergruppe der lokalen Tagespresse aus – was allerdings für Pflegedienste noch Vorteile birgt, denn so können sie besonders effektiv ihre wichtigste Zielgruppe ansprechen.

Ein weiteres wichtiges Werbemedium sind wöchentlich erscheinende Anzeigenblätter, die kostenfrei im Briefkasten landen. Sie werden von weit mehr Menschen gelesen, als man denkt und sogar sehr intensiv und aufmerksam: Sie nutzen diese über Anzeigen finanzierten Publikationen, um sich über lokale Konsumangebote, Dienstleister und Unternehmen, Veranstaltungen, Kleinanzeigen und bunt gemischte Neuigkeiten aus den örtlichen Vereinen zu informieren.

Lokale Tageszeitung wie Anzeigenblatt eignen sich beide in besonderem Maß für kleine und mittelständische Unternehmen, die ihre Kunden vor Ort suchen und so direkt umwerben können. Für viele ist es jedoch eine Kostenfrage, ob sie regelmäßig in Anzeigen ihre Leistungen vorstellen wollen oder können.

Von Beratungskunden höre ich, dass sie die Werbung in Tageszeitungen und Anzeigenblättern nicht nur für zu teuer halten, sondern vor allem für ineffektiv: „Wir hatten zwei Mal in unserer Zeitung eine schöne postkartengroße Anzeige und trotzdem hinterher keinen einzigen Neukunden." Hake ich nach, stellt sich heraus, dass in einem Abstand von fast einem Jahr zwar zwei Anzeigen geschaltet wurden, anschließend bei telefonischen oder persönlichen Anfragen aber auch nicht konsequent erfasst wurde, wie Interessenten auf den Pflegedienst aufmerksam geworden waren.

Werbung funktioniert – wie Öffentlichkeitsarbeit auch – nach einem simplen Prinzip: Steter Tropfen höhlt den Stein. Der Schlüssel zum Erfolg liegt in der Kontinuität. Zwei Anzeigen innerhalb eines Jahres sind eine zu geringe Frequenz, um irgendeine Wirkung zu erzielen. Und messbar wird Werbeerfolg erst durch die Analyse der Wege, auf denen potenzielle Kunden zum Pflegedienst fanden.

Was die betroffenen Kunden gemacht hatten, entspricht in seiner Wirkung einem kurzen Frühlingsschauer. Die angestrebte Dosis muss ja nicht gleich der in Äquatornähe tägliche Regenguss sein. Ohne die Bereitschaft zu einer verlässlichen Präsenz aber geht es nicht. Das dafür eingeplante Budget bleibt in erträglichen Grenzen, wenn man ein paar Regeln beachtet.

PRAXISTIPP

So klappt's mit der Anzeigenschaltung

Optik der Werbeanzeige
Lassen Sie die Anzeige vom Werbeprofi gestalten, die Anzeigenabteilung des Verlags ist nicht immer die erste Wahl. Formulieren Sie klar Ihre Wünsche: festes Gestaltungsformat, auffälliger Rahmen, änderbarer Textbereich, Bild bzw. Logo.

Mitbewerberanalyse
Prüfen Sie die Anzeigen der Konkurrenz (dem Gestalter vorlegen) und wählen Sie eine auffälligere Optik, einen charmanteren oder pfiffigeren Text (Regel: kurze Wörter, kurze Sätze, kurze Absätze).

Anzeigenformat

Lassen Sie sich Angebote über verschiedene Anzeigenformate machen, bevor Sie zur Werbeagentur gehen. Wählen Sie lieber ein kleineres Format, das Sie öfter schalten als ein großes, das Sie aus Kostengründen nur halb so oft buchen können.

Verhandlung mit der Anzeigenabteilung

Wer z. B. für ein ganzes Jahr bucht, kann enorme Rabatte und besondere Bedingungen aushandeln: z. B. im Umfeld der Mitbewerber stets an derselben Stelle oder auf der Seite mit dem Horoskop oder dem Kreuzworträtsel. Handeln Sie zusätzliche redaktionelle Anteile zu besonderen Anlässen (Sommerfest, Jubiläum) aus und lassen Sie sich diese schriftlich zusagen.

Sonderthemen

Erkundigen Sie sich nach Sonderseiten zu bestimmten Themen (Senioren, Leben im Alter, Pflege, 60plus usw.) und buchen Sie dort.

Keine „Schnellschüsse"

Die Anzeigenabteilung Ihres Wochenblatts ruft an, weil sie noch Platz zu vergeben hat, der Anzeigenschluss ist schon übermorgen. Bleiben Sie bei Ihrer bereits festgelegten Jahresplanung. Sie überziehen sonst Ihr Budget ohne nennenswerten Zusatznutzen.

Kosten teilen

Suchen Sie sich Partner, mit denen Sie die Anzeigen- und Gestaltungskosten teilen (Hausnotruf, Menüservice, Ergotherapeut usw.). Abhängig von der Höhe der finanziellen Beteiligung erhalten Partner einen entsprechend anteiligen Platz in Ihrer Anzeige.

Schaltungsfrequenz

Sie ist abhängig von Faktoren wie Ihrem Budget, Ihrem Verhandlungsgeschick, der Anzeigengröße, dem jeweiligen Medium. Ideal: wöchentlich; immer noch gut: z. B. jeden zweiten Samstag; einen Versuch wert: nur bei Sonderthemen.

Erfolg analysieren

Fragen Sie jeden Interessenten, wie er von Ihrem Pflegedienst erfahren hat, halten Sie dies fest und analysieren Sie nach einem Jahr diese Erhebungen, um daraus Ihre Schlüsse fürs nächste Jahr zu ziehen.

Ihre Werbeaktivitäten auf dem Prüfstand:
Was hat sich bewährt, was nicht, was gibt es Neues?

Manche Werbeträger werden unattraktiver, andere gewinnen an Bedeutung: Bei sinkenden Abozahlen stellt sich zum Beispiel die Frage, wie lange Werbung in Tageszeitungen noch ihren Platz im Marketing-Werkzeugkasten von Pflegeunternehmen behält. Dafür sind andere Werbeformen auf dem Vormarsch und können für Pflegeanbieter interessanter werden.

Immer mehr mittelständische Unternehmen entschließen sich dazu, über Radiosender ihre Zielgruppen zu erreichen: Rund 80 Prozent der Bevölkerung hören täglich Radio – ob zu Hause, bei der Arbeit, beim Autofahren oder beim Sport. Warum also nicht auch Pflege und ihre angrenzenden Dienstleistungen im Lokalsender zum Thema machen? Selbst Kinowerbung erlebt derzeit einen neuen Aufschwung – werbende Unternehmen nehmen hier vor allem junge Menschen ins Visier. Warum den potenziellen Nachwuchs für die Kranken- und Altenpflege nicht genau in diesem Umfeld ansprechen?

Die Pflegebedürftigkeit älterer Menschen ist längst kein Randthema mehr, denn fast in jeder Familie werden die erwachsenen Kinder zunehmend damit konfrontiert und müssen entsprechende Strategien und Lösungen finden. Deshalb ist es keineswegs abwegig, die Leistungen, die Ihr Pflegedienst erbringt, jetzt auch an Orten zu kommunizieren, wo man mit einem Thema wie Pflege bislang vielleicht eher auf Desinteresse oder gar Ablehnung gestoßen wäre: im Parkhaus, an einem Taxi, Fahrrad oder Einkaufswagen, an oder auch in einem Bus, in einer Kneipe oder auf einer Bäckertüte.

Die richtigen Mittel gilt es auch im Internet zu finden: Kurze Videospots transportieren Werbebotschaften besonders effektiv. Ein flott geschnittenes, sympathisches Video macht sich dabei nicht nur auf der Startseite Ihres Internetauftritts gut, sondern bietet weitergehende Möglichkeiten im Crossmedia-Bereich: So verlinkt zum Beispiel der QR-Code, gedruckt auf Flyern, Ihren Fahrzeugen oder Give-aways direkt auf Ihren Videospot, den man sich dann umgehend auf dem Smartphone ansehen kann.

PRAXISTIPP

Hingucker, einprägsame Aussagen, ungewöhnliche Werbeträger

Werbeinhalte Denken Sie mal in Form von Kampagnen: Stellen Sie ein Thema mit einem eingängigen oder auch provozierenden Werbespruch für einen Zeitraum in den Mittelpunkt. Statt den Pflegedienst zu bewerben, lenken Sie mit einer Alltagsfrage den Fokus auf eine bestimmte Leistung, etwa aus dem Bereich niedrigschwelliger Unterstützungsangebote. Typische Bedürfnisse älterer Menschen? Vor welchen Problemen stehen Menschen mit älteren Angehörigen oder pflegebedürftigen Ehepartnern bzw. Kindern? Was ist Ihre Antwort darauf?

Bildmotive zum Thema Alter müssen positive Aufmerksamkeit auf sich ziehen, um nicht Abwehrreaktionen zu erzeugen. Verzichten Sie deshalb auf Klischeehaftes und Jammervolles, setzen Sie stattdessen auf starke Bilder, die zum Beispiel „das Alter" als stolzes Statement zeigen oder humorvoll und selbstironisch in Szene setzen.

Eigene Werbeträger Nutzen Sie Flyer, die Rückseiten Ihrer Visitenkarten, Infobriefe, Kundenzeitschrift/Newsletter, Pflegedienst-Fahrzeuge, Aufsteller/Kundenstopper, Schaufenster, Tresen und Wände Ihres Pflegedienstbüros, Mitarbeiterkleidung, Give-aways wie Stofftaschen, Schirme, Post-it-Blöcke, Kühlschrankmagnete, Kugelschreiber, Pflasterboxen, Schlüsselanhänger usw.

Fremde Werbeträger Auch kleinformatige Werbung erzielt ihre Wirkung in Schaukästen, Aufzügen, Taxi, Fahrrad, Einkaufswagen, öffentlichen Verkehrsmitteln (z. B. innen: Seitenscheiben- oder Deckenflächenplakate) sowie „Ambient Medien": Bäckertüte, Pizzakarton, Bierdeckel, Gratis-Postkarten, Sitzpads. Werbung auf Tüten ruft übrigens im Gegensatz zu anderen Werbeformen kaum Abwehrreaktionen hervor und erreicht mit 68 Prozent eine sehr gute Erinnerungsquote – das ergab eine Studie der Universität Köln.

Werbeallianzen Suchen Sie Werbepartner, mit denen Sie gemeinsam auftreten und die Kosten teilen. Für Werbung im Bereich der Ambient Medien sprechen Sie Dienstleister in Ihrer Region einfach direkt an: Bäcker, Pizzalieferanten, Händler, Restaurants mit Seniorenmittagstisch, Fitnessstudios mit Angeboten für ältere Menschen usw.

Vom unattraktiven Pflegedienstbüro zum einladenden Infocenter im Corporate Design

Pflegedienstbüros machen häufig keinen besonders einladenden Eindruck – weder von außen, noch wenn man als Besucher schließlich eintritt. Die Gründe dafür mögen vielfältig sein: Hier verbringt in der Regel nur ein kleiner Teil des Teams den ganzen Tag, für die Mitarbeiter in der Pflege ist die Niederlassung lediglich eine Durchgangsstation mit kurzen Aufenthaltszeiten.

Vielleicht sind deshalb diese Räumlichkeiten eher zweckmäßig-spartanisch und meist ohne einen spürbaren Gestaltungswillen eingerichtet. Auch wird im ambulanten Bereich kaum mit Laufkundschaft im Büro gerechnet, weil die

Kontaktaufnahme entweder übers Telefon oder über den Internetauftritt erfolgt und potenzielle Neukunden zu Hause besucht werden.

Aus verschiedenen Gründen ist es für Pflegedienstbetreiber aber vorteilhafter, wenn sie ihre Pflegedienstbüros innen und außen attraktiver gestalten: Denn so lässt sich das Pflegedienstbüro mithilfe eines offensiven Beratungsangebots als weitere Plattform für die Kundenakquise nutzen. Zusätzlich bietet ein gut gestalteter Eingangsbereich ideale Möglichkeiten für Öffentlichkeitsarbeit (siehe Hall of Fame, Seite 50). Eine Außengestaltung, die den Regeln eines Corporate Design (CD) folgt, erhöht den optischen Wiedererkennungswert eines Pflegedienstes.

Und schließlich gibt es einen schönen Nebeneffekt, dessen Bedeutung in Zeiten des Fachkräftemangels wächst: Mitarbeiter fühlen sich wertgeschätzt, wenn sie Teambesprechungen und Pausen in einer angenehmen Atmosphäre erleben, wenn auch Kaffeeküche und Sanitärräume einen adretten Eindruck machen. Was übrigens eine große Herausforderung sein kann, wenn zum Beispiel die Räume eines ehemaligen Ladengeschäftes genutzt werden: Im rückwärtigen Teil der Verkaufsräume liegen oft unattraktive Räume, die ursprünglich für Buchhaltung und Warenlagerung genutzt wurden (Besenkammer-Effekt).

Auch wenn dieses Thema vielleicht nicht ganz oben auf der Agenda eines Pflegedienstes steht, sollte man aber keinesfalls vergessen: Bei der Gestaltung der Niederlassung geht es ganz schlicht um Glaubwürdigkeit. Denn wer hohe Pflegequalität verspricht und leistet, muss das auch nach außen dokumentieren – und dazu gehört ein gepflegtes Erscheinungsbild.

PRAXISTIPP

Die Topadresse: Ihr Pflegedienstbüro

Für die räumliche Ausstattung eines Pflegedienstbüros genügen dem MDK in seinen Grundlagen zur Qualitätsprüfung folgende Kriterien: Es müssen Geschäftsräume vorhanden sein, mit der Möglichkeit zu Teambesprechungen, und es muss einen Schlüsselkasten für die Wohnungsschlüssel der Pflegebedürftigen geben. Etwas mehr als diese Minimalansprüche sollten Ihre Räumlichkeiten allerdings erfüllen. Ausstattung, Einrichtung, Aufteilung und Gestaltung Ihrer offiziellen Niederlassung sollten Ihrem Unternehmensimage entsprechen und folgende Aspekte berücksichtigen:

Barrierefrei und mitarbeiterfreundlich Idealerweise liegt ein Pflegedienstbüro gut erreichbar und ebenerdig (barrierefrei für Rollstuhlfahrer) und weist neben dem Besprechungsraum noch einen Aufenthaltsraum mit Kaffeeküche auf.

Einladend Es bietet Besuchern einen Empfangsbereichs mit Theke und einen Wartebereich mit Sitzmöglichkeiten. Hier liegen Informationen aus und stehen eventuell kostenfreie Getränke bereit.

Einheitliche Gestaltung Die Einrichtung muss nicht aus einem Guss sein, aber klar, durchdacht und gepflegt. Schon eine einheitliche Farbwahl (Unternehmensfarbe?) für Aktenordner in offenen Regalen wirkt Wunder.

Optische Akzente Eine Wandgestaltung mit Bildern von Zertifikaten, Pflegenoten, Auszeichnungen, Presseveröffentlichungen oder Mitarbeitern – möglichst alles durchgehend in den gleichen Bilderrahmen und nach einem durchgehenden Gestaltungsprinzip angeordnet, macht Eindruck. Fußbodenbelag kann „richtungsweisend" wirken, indem er Laufwege vorgibt oder Bereiche abgrenzt. Er kann Akzente setzen (Firmenfarben) oder beruhigend wirken.

Klarheit und Ordnung Die Reduzierung von Objekten wie Pflanzen, Zierrat, Infoständer, Plakate bringt Klarheit in die Raumgestaltung.

Aufmerksamkeit Die Außengestaltung muss auffallen, einladend sein und zum Unternehmensdesign passen. Aufsteller oder Kundenstopper, die vor dem Eingang stehen, weisen auf besondere Aktionen (Beratung, Gutscheine usw.) hin.

Nichtraucherbereich Es sollte im Empfangsbereich auf keinen Fall geraucht werden – das wirkt bei einem Pflegeanbieter deplatziert. Wer eine Arztpraxis betritt, erwartet auch, dass dort niemand raucht.

Hall of Fame –
mit einer Leistungsschau beeindrucken Sie Besucher und Kunden

Für Dienstleistungsunternehmen in den USA ist Selbstvermarktung in Form von öffentlichem Mitarbeiterlob oder der Präsentation von Auszeichnungen eine Selbstverständlichkeit: Sie zeigen stolz ihren „Mitarbeiter des Monats", die „freundlichste Bedienung der Woche" oder Auszeichnungen von Institutionen für besondere Kundenfreundlichkeit und Servicebereitschaft.

Im Wettbewerb mit Dienstleistern, die vergleichbare Leistungen anbieten, macht Qualität den Unterschied. Hohe Pflegequalität und überdurchschnittliche Servicebereitschaft gehören im ambulanten Bereich zu den wichtigsten Entscheidungskriterien der Interessenten. Wer sich in diesen beiden Bereichen besonders engagiert, der muss das seinen potenziellen Kunden entsprechend dokumentieren: öffentlich und repräsentativ.

Sicher ist solche Art von Eigenlob eine Gratwanderung. Fällt es zu stark aus, dann fängt es sprichwörtlich an zu „stinken". Trotzdem sollte ein Pflegedienst in Sachen Selbstvermarktung ruhig ebenso selbstbewusst auftreten wie etwa Restaurants und Hotels, die ihren Eingangsbereich mit Auszeichnungen, Empfehlungen und Gütesiegeln verschiedenster Art schmücken – für Kinderfreundlichkeit, gute Weine, exzellentes Essen, lobenswertes Preisleistungsverhältnis usw.

Für die Sicherung der Pflegequalität bilden Pflegedienste ihre Mitarbeiter kontinuierlich fort, werden Qualitätsbeauftragte installiert und ein Qualitätsmanagement implementiert, unterziehen sich immer mehr Dienste einer Zertifizierung. Diese Investitionen machen sich erst bezahlt, wenn sich „herumspricht", dass ein Dienst gut pflegt. Sie können diese Art von Werbung hilfreich fördern, indem Sie die Bemühungen Ihres Teams um hohe Pflegequalität öffentlich machen: in Ihrem Pflegedienstbüro, auf Ihrer Internetseite, in Ihren Kundeninformationen. Ein schöner Nebeneffekt ist die Mitarbeitermotivation: Jeder fühlt sich besonders wertgeschätzt, wenn seine Leistungen vom Arbeitgeber so prominent präsentiert werden.

PRAXISTIPP

Einen würdigen Rahmen schaffen

Präsentieren Sie Zertifikate von Mitarbeiterfortbildungen, Teilnahmeurkunden von Schulungen, Auszeichnungen, Preise, Zertifizierungsbescheinigungen, Gütesiegel (zum Beispiel „Sterne für Pflege"), Mitgliedschaften in Verbänden, Qualitätszirkeln, regionalen Arbeitsgruppen und Netzwerken. Sie können hier auch Presseveröffentlichungen platzieren. Mit solch einer Sammlung schafft man ganz nebenbei auch eine Art Rahmen oder passende Umgebung für die Ergebnisse der MDK-Prüfungen, die ohnehin öffentlich aushängen müssen.

Durch Aufnahmen der Mitarbeiter bekommen die Dokumente für den Betrachter auch ein „Gesicht". So wird deutlich, welche Menschen sich da für die Pflegekunden so vorbildlich engagieren. Wichtig: Holen Sie stets die Zustimmung der Mitarbeiter zu einer solchen „Veröffentlichung" ein – am besten sogar schriftlich. Ganz besonders dann, wenn Sie deren Leistungen mit Namen und Bild auf der Pflegedienstseite im Internet präsentieren möchten oder im Printbereich (Broschüren, Kundeninformationen).

Die Anordnung der unterschiedlichen Dokumente sollte gut überlegt sein, zu leicht entsteht ein chaotisch wirkendes Sammelsurium.

> Halten Sie in Ihrer Niederlassung die für Ihre Sammlung geeignete Wand frei von ablenkenden Objekten wie Pflanzen, Möbeln, Zierrat, Infoständern, Plakaten.

> Bringen Sie Klarheit und Ruhe in die Präsentation, indem Sie Achsen festlegen und einheitliche Rahmen für Urkunden, Presseveröffentlichungen und Fotoaufnahmen wählen. Planen Sie so, dass noch Platz bleibt für weitere Exponate.

> Überlegen Sie, ob sich die Wand in Ihrer Firmenfarbe und/oder mit Firmen-Logo gestalten lässt und so zum echten Hingucker wird.

> Machen Sie Fotoaufnahmen Ihrer Mitarbeiter möglichst in Dienstkleidung und stets vor dem gleichen Hintergrund, ähnlich in Körperhaltung und Bildausschnitt.

Auch Corporate Design:
Einheitliche Pflegebekleidung für alle Mitarbeiter

An der Kleiderfrage kommt im Prinzip kein Pflegedienst vorbei: Der Hygiene-Rahmenplan für ambulante Pflegedienste sieht Kleidung als Infektions- und Arbeitsschutz vor, aber auch aus Gründen der Imagepflege sollten ambulante Pflegedienste ihre Mitarbeiter einheitlich einkleiden.

Nach Diskussionen im Führungsteam und einer Personalbefragung entschließt sich ein Pflegedienst, alle Mitarbeiter künftig im einheitlichen Look auftreten zu lassen. So oder so ähnlich beschreiben Unternehmen, die Dienstkleidung eingeführt haben, den Prozess der Entscheidungsfindung. In kaum einem Fall ist die Einführung von Mitarbeiterkleidung das Ergebnis eines einsamen Entschlusses der Unternehmensführung. Und manches Mal kommt der Anstoß sogar aus den Reihen der Mitarbeiter.

Das ist aber auch schon die einzige Gemeinsamkeit, die sich zu diesem Thema ausmachen lässt. Denn wie jedes Unternehmen dabei vorgeht oder auf welche Art und Weise es seinen Mitarbeitern die einheitliche Kleidung zur Verfügung stellt, ist ganz individuell. Folgende drei Wege werden offenbar am häufigsten praktiziert: Entweder die Low-Budget-Version: gleiche Kleidung/Farbe plus Anstecker. Oder es wird ein Kontingent an Pflegekleidung gekauft, die wiederum mit Pflegedienstlogos versehen wird. Und schließlich das Mieten bzw. Leasen von Firmenkleidung.

Psychologische Wirkungsweise von Firmenkleidung

Keine ganz neue Erfahrung ist, dass Kleidung seinen Träger verändert. Sie beeinflusst nachweislich Haltung und Benehmen. Tragen Mitarbeiter Pflegekleidung mit Firmenlogo setzt das feine psychologische Prozesse in Gang – bei Mitarbeitern ebenso wie bei den Menschen, denen sie in dieser „Aufmachung" begegnen.

Sie werden von Kunden und Außenwelt wahrgenommen als Repräsentanten eines Pflegeunternehmens und ebenso eines Berufsstandes, können sich also nicht hinter Anonymität verstecken. Diese exponierte Stellung fördert ein freundliches, umgängliches Verhalten.

Die gute Wiedererkennbarkeit eines „uniformierten Erscheinungsbilds" erzeugt ein Gefühl der Sicherheit und der Verlässlichkeit vor allem bei älteren Kunden. Sie identifizieren den Träger mit einem Blick als „ihren" Pflegedienstmitarbeiter und bringen ihm sogleich Vertrauen entgegen. Dabei schafft ein frischer und adretter Auftritt und Sympathien für Mitarbeiter und Unternehmen gleichermaßen und sorgt so für ein positives Klima. Pflegekleidung hilft aber Mitarbeitern auch dabei, in jeder Situation zu ihren Kunden die nötige Distanz zu wahren.

Einheitliche Pflegekleidung fördert außerdem ganz unbemerkt ein Zusammengehörigkeitsgefühl Ihres Teams. Hat sich der Pflegedienst einen guten Ruf erarbeitet, sind im besten Fall seine Mitarbeiter stolz darauf, ihre Zugehörigkeit zu diesem erfolgreichen Unternehmen auch nach außen zeigen zu können – gelebte Unternehmenskultur (Corporate Identity) mit optimalem Werbeeffekt.

Welcher Nutzen für einen Pflegedienst bei einer Entscheidung auch immer im Vordergrund steht – wer in die Einführung von Pflegekleidung investiert, erkennt schon bald erste Veränderungen im Verhalten der Mitarbeiter, in der Resonanz der Kunden und in der Außenwirkung.

PRAXISTIPP

So kommt das Firmenlogo optimal zur Geltung

Was zunächst recht teuer erscheint, kann sich bei längerem Gebrauch (häufiges Waschen, hohe Waschtemperaturen) als besonders robust und damit wirtschaftlich erweisen. Lassen Sie sich bei der Aufbringung von Firmenlogos also hinsichtlich Preis, Qualität und technischer Umsetzung gut beraten und holen Sie unbedingt Vergleichsangebote ein. Damit sich die Investition in Firmenkleidung lohnt, sollte man auf gute Textilqualität achten: Sie verbessert das Druckergebnis, und mit ihrer hohen Langlebigkeit machen sich beispielsweise auch aufwendige Sticklogos bezahlt.

Besticken

> **Vorteil:** Besonders hochwertig und haltbar, koch- und abriebfest, auch möglich als Aufnäher, die sich beliebig verwenden und auch wieder entfernen lassen (z. B. von beschädigten Kleidungsstücken).

> **Nachteil:** Einmalige Kosten für Digitalisierung/Stickdatei plus Stickkosten (abhängig von Motivgröße und Abnahmemenge), insgesamt teurer als Druck oder Beflockung.

Bedrucken

> **Vorteil:** Die Siebdrucktechnik eignet sich auch für große Logos (Rücken), Mehrfarb- und Rasterdruck sind möglich, pro Farbe ein Extra-Druckvorgang (Kosten).

> **Nachteil:** Bei nicht-weißen Textilien wird es teurer, da nur ein weiterer Druckvorgang (weiß als Untergrund) die Farben leuchten lässt.

Beflocken

> **Vorteil:** Dreidimensionale Wirkung wegen der „flauschigen" Optik, eignet sich für fast alle Textilien und ist preislich attraktiv auch bei kleinsten Auflagen.

> **Nachteil:** Bei großflächiger Beflockung können im längeren Gebrauch (z. B. an Legefalten) Bruchstellen entstehen. Technisch lassen sich feine, dünne Linien nicht übertragen. Bei Mehrfarb-Flock muss zwischen den Farben 1,5 mm Platz bleiben.

Guerilla Marketing –
frische Ideen auf unkonventionelle Weise unter die Leute bringen

Der amerikanische Marketing-Profi Jay Conrad Levinson stellte die Methode bereits 1984 in seinem Guerilla-Marketing-Handbuch vor, das bis heute zur Pflichtlektüre von Marketingleuten gehört. In erster Linie war Guerilla-Marketing für kleine und mittlere Unternehmen gedacht, deren Budgets für Werbung nicht üppig sind.

Vom Prinzip her scheint die Methode also auch geeignet für ambulante Pflegedienste. Guerilla-Marketing erfindet das Rad nicht neu, seine Besonderheit liegt in den unkonventionellen Methoden und in der Tatsache, dass statt Geld einfach mehr Energie in Form von persönlichem Engagement eingesetzt wird.

Ohne eine zündende Idee geht es aber nicht. Beispiele erklären das Prinzip am besten. Hier deshalb zwei gelungene Guerilla-Aktionen im sozialen Bereich:

Mit „Help the oma" sollten ehrenamtliche Helfer für die Diakonie Frankfurt rekrutiert werden. Dazu wurden ganz besondere „Promotiongirls" auf die Straße geschickt: Maria (82), Charlotte (86) und Klara (89). Die drei betagten Damen taten Dinge, bei denen sie auf die Hilfe anderer angewiesen waren – eine Straße überqueren, mit dem Rollator eine Treppe überwinden oder einen Fahrkartenautomat bedienen. Wer ihnen geholfen hatte, bekam von den „Omas" einen Zettel mit der Botschaft „Genau Sie haben wir gesucht!« mit einem Verweis auf die Kampagnen-Webseite www.help.the-oma.de. 50 ehrenamtliche Helfer und viele Spender wurden so gewonnen.

Unter dem Motto „Generationen bewegen" trafen sich am 14. Juli 2011 um 14 Uhr in Kölns Einkaufsmeile Schildergasse 100 Senioren, die zuvor wochenlang eine Choreografie aus Saturday Night Fever einstudiert hatten und begannen zu tanzen. Innerhalb weniger Minuten machten weitere 300 Passanten jeden Alters hemmungslos und bestens gelaunt einfach mit. Die Flashmob-Aktion war gemeinsam vom Gesundheitsamt und dem Servicezentrum Demenz www.demenz-service-koeln.de geplant worden.

PRAXISTIPP

Vorgehen nach Guerilla-Taktik

Alle Ideen auf den Tisch Nach dem Motto „Alles ist möglich" kommen alle Ideen auf den Tisch, je verrückter der Einfall, desto besser. Man kann dazu eine Arbeitsgruppe bilden. Rechtzeitig vor dem ersten Treffen werden alle (!) Mitarbeiter um ihre Ideen gebeten.

Aus dem Rahmen fallen Es geht darum, eine möglichst große Öffentlichkeit zu erreichen und etwas zu finden, dass besonders auffällig und außergewöhnlich ist. Nach dieser Ideen-Sammelphase wird in einem zweiten Schritt jeder Vorschlag daraufhin geprüft, ob er zum Unternehmen passt. Dann wird untersucht, ob man sich damit von den Mitbewerbern auch ganz klar unterscheiden kann. Man sollte grundsätzlich nichts machen, das von anderen bereits erfolgreich umgesetzt wird. Denn Abkupfern kommt gar nicht gut an.

Erfolg überprüfen Kalkulieren Sie anschließend, was die Aktion kosten wird und wie sie finanziert werden kann: aus eigenen Mitteln, durch Sponsoren oder durch die Einbindung von Partnern? Wie lässt sich das Ereignis optimal nach außen kommunizieren? Welche Werbemittel sind notwendig? Gibt es auch unkonventionelle Verbreitungsmethoden, etwa über Gegengeschäfte mit Geschäftspartnern oder bislang noch nicht genutzte Kanäle usw. Nach der Aktion untersuchen Sie gemeinsam kritisch, ob die Aktion erfolgreich war und sie sich ggf. wiederholen lässt oder besser noch: Kann man sie variieren?

Budgetplanung – was PR im Jahr kostet und bringt

Wenn das Jahr zu Ende geht, dann ist auch die Gelegenheit günstig, gute Vorsätze umzusetzen – bevor sie in der Prioritätenliste ganz nach unten rutschen. Haben Sie in der Wirtschaftsplanung für das neue Jahr schon alle Budgets zum Beispiel für Fortbildungen, Fahrzeuge, Qualitätsmanagement usw. festgezurrt? Und auch keines vergessen? Eines vielleicht ja doch, denn wie die Praxis häufig zeigt: Für PR und Marketing gibt es nämlich oft keinen Etat oder aber einen, mit dem sich übers Jahr gesehen nicht allzu viel realisieren lässt.

Häufig gehörtes Argument: Wir müssen in diesem Jahr diese oder jene Prioritäten setzen und für PR/Marketing blieb nichts mehr übrig. Angesichts der nachhaltigen und das Neukundengeschäft fördernden Wirkung von kontinuierlich durchgeführter, gezielter PR-Arbeit darf man diesen Bereich auf keinen Fall so „stiefmütterlich" behandeln. Aber was kostet PR nun eigentlich?

Das hängt von Ihrer jeweiligen Planung ab. Wer noch kein Budget für PR und Marketing erstellt hat und auch nicht so recht weiß, was alles berücksichtigt werden soll, der sollte sich an die Stichworte „gezielt" und „kontinuierlich" halten.

Folgende Anlässe bilden das Gerüst für die Planung gezielter Maßnahmen, die für eine fortwährende Präsenz in der Wahrnehmung der Öffentlichkeit sorgen: Betriebsjubiläum oder Neueröffnung einer weiteren Niederlassung, einer WG, einer Tagespflege oder Betreuungsgruppe, Tag der offenen Tür oder jahreszeitlich orientierte Feste und Aktionen.

Aber auch die Teilnahme an Veranstaltungen in Gemeinde und Stadtteil, regionale Messen (Thema Senioren, Ehrenamt, Verbraucher usw.) sollten in die Planung einbezogen werden, wenn sie sich für Eigenwerbung nutzen lassen.

Ebenfalls in das Budget PR/Marketing gehört die Pflege und Instandhaltung Ihrer Werbemittel: Webseite, Broschüren und Folder, Fahrzeugbeschriftung, Mitarbeiterkleidung, Give-aways, Kundenstopper, Dienstbüro (außen und innen). Und schließlich: Was wären Sie ohne Ihre Multiplikatoren? Wie zeigen Sie ehrenamtlichen Helfern und all denen, die Ihren Pflegedienst weiterempfehlen, Ihre Wertschätzung?

Alles im Blick?
Mit der richtigen Strategie das Budget ermitteln

Wunschliste Arbeiten Sie die folgende Checkliste ab nach dem Prinzip „Wünsch Dir was" – einfach so, als gäbe es kein Morgen. Dann erst setzen Sie Prioritäten, ermitteln Preise, holen Angebote ein und streichen das, was auf keinen Fall zu leisten ist. Bewahren Sie die Streichliste auf fürs nächste Jahr, vielleicht bekommen diese Aktivitäten ja dann eine Chance?

Auftritt und Außenwirkung Ist der optische Auftritt Ihres Pflegedienstes noch stimmig oder hat sich manches eingeschlichen, das nicht so recht ins Designkonzept gehört? Riskieren Sie einen prüfenden Blick auf Fahrzeugfarbe und -beschriftung (Seite 18), Mitarbeiterkleidung (Seite 52) und die gesamte Geschäftsausstattung (Visitenkarten, Formulare, Infofolder usw.) Und Ihr Pflegedienstbüro: Ist seine Außengestaltung auffallend und einladend, brauchen Ihre Aufsteller/Kundenstopper vor dem Eingang eine Überarbeitung? Kann man den Empfangsbereich innen einladender gestalten? (Seite 48).

Werbemittel und Webseite Prüfen Sie die Bestände an Werbemitteln (Seite 47): Was hat sich bewährt und muss für anstehende Aktionen nachbestellt werden? Haben Sie ausreichend Informationsmaterial und muss es überarbeitet werden? Haben Sie alles, um einen Infostand attraktiv zu gestalten? Wann wurde Ihre Webseite das letzte Mal aktualisiert, ist ein Relaunch Ihrer Internetpräsenz nötig? (Seite 20).

Aktivitäten und Anlässe Dazu gehören neben Sommer-, Grill- oder Weihnachtsfesten auch Jubiläum, Projekte mit Schulen, Kindergärten oder anderen Institutionen, die Teilnahme an Veranstaltungen in Kommune oder Stadtteil mit einem Stand (Seite 60-66).

Meinungsmacher und Multiplikatoren Kleine Aufmerksamkeiten erhalten die Freundschaft – Blumengrüße im Frühling oder eine Karte zum Geburtstag? (Seite 69).

2   Öffentlichkeitswirksame Maßnahmen

Aktionen und Kampagnen, mit denen man die Aufmerksamkeit seiner Zielgruppen weckt

PR & Marketing für Pflegedienste · Marion Seigel
© Vincentz Network GmbH & Co.KG, Hannover 2013
ISBN 978-3-86630-342-3

Public Relations/Öffentlichkeitsarbeit –
wer ist eigentlich „die Öffentlichkeit"?

Nach fast 25 Jahren Öffentlichkeitsarbeit muss ich gestehen: Ich finde den Begriff Öffentlichkeitsarbeit eigentlich blöd. Denn er beschreibt nur unzureichend, was damit gemeint ist. Muss man mit, für oder gegen die Öffentlichkeit arbeiten? Was leistet man dabei und wer ist diese Öffentlichkeit überhaupt? Sie ist nämlich ebenso wenig greifbar wie „der Wähler", der zwar oft nach Wahlen bemüht wird, den es im Prinzip aber auch nicht gibt.

Die englische Sprache kommt der Sache erheblich näher: Versucht man für den bezeichnenderweise in der Mehrzahl verwendeten Begriff „Public Relations" eine Entsprechung im Deutschen zu finden, dann wohl den der „Beziehungspflege zu vielen". Und nichts anderes sollte man tun, wenn man als Pflegedienstbetreiber Öffentlichkeitsarbeit macht: Die Beziehungen zu denen pflegen, die mit dem eigenen Unternehmen in irgendeiner Form Kontakt haben oder bekommen sollen – das sind eine ganze Menge sehr unterschiedlicher Menschen. Marketingleute bezeichnen diese recht bunte Truppe auch als Multiplikatoren.

Sie lassen sich bei einem Pflegedienst in folgende Gruppen einteilen: Mitarbeiter, Pflegekunden, deren Angehörige, Freunde und Nachbarn sowie Senioren und ehrenamtlich engagierte Menschen im Wirkungskreis Ihres Pflegedienstes. Außerdem noch Kooperationspartner wie Sanitätshaus, Apotheke, Menüservice, Notruf-Anbieter, Fortbildungsanbieter aber auch Kostenträger und kommunale Vertreter. Dazu gesellen sich all jene Menschen, denen Sie begegnen in Vereinen, Initiativen oder auch in Schulen. Und schließlich sind da noch die Medienvertreter.

Jede dieser Teilgruppen einer Öffentlichkeit soll auf eine andere Weise angesprochen werden – das macht allerdings Arbeit. Insofern beschönigt der deutsche Begriff wenigstens nichts. Beziehungspflege nur unter diesem Aspekt zu sehen, wäre aber schade: Wer Kontakte knüpft und Beziehungen aufbaut und pflegt, bekommt nämlich auch persönlich etwas zurück: Im besten Fall Sympathie, Anerkennung, Lob und Zuspruch.

PRAXISTIPP

Eine Empfehlung ist immer noch die beste Werbung

Eine positive Empfehlung ist noch immer noch die beste Werbung. Und so gilt diese Form der Öffentlichkeitsarbeit nicht nur als unschlagbar, sondern eigentlich auch als unbezahlbar. Menschen, die eine positive Erfahrung gemacht haben, erzählen es 3 x weiter. Darauf basiert der Erfolg von Empfehlungsmarketing.

Wertschätzung Spüren Ihre Multiplikatoren, dass Ihnen ihre Meinung wichtig ist und etwas bewirken kann, dann schmeichelt ihnen das. Dann geben sie gerne an andere weiter, wie gut sie behandelt und wie sehr sie geschätzt werden. Eine Empfehlung von solchen Multiplikatoren wirkt überzeugender als die aufwendigste Broschüre.

Herausforderung Nehmen Sie Ihre Multiplikatoren als Partner auf Augenhöhe wahr. Das ist nicht immer einfach, denn es gibt unter ihnen auch mal Wichtigtuer, Nörgler und Besserwisser. Aber: Hat man nach vielen Jahren Berufstätigkeit selbst eine Art Tunnelblick entwickelt, wirken Anregungen von außen oft wie eine Frischzellenkur. Es signalisiert eine souveräne Haltung, offen zu sein für Kritik und neue Ideen.

Außenwirkung Das Verhalten Ihrer Mitarbeiter bestimmt das Bild Ihres Pflegedienstes. Selbstbewusste, zufriedene Mitarbeiter haben eine positive Ausstrahlung und werden so Ihre besten Multiplikatoren. Ein gutes Betriebsklima wirkt wie Dünger und lässt sich vor allem erreichen durch eine interne Kommunikation, die alle einbezieht. Durch gezielte Kompetenz- und Talentförderung und schließlich durch wertschätzenden Umgang untereinander (Seite 78).

Bindung Menschen geben Ihrem Pflegedienst ein Gesicht. Zustimmung, die Sie und Ihre Mitarbeiter erhalten, wird mit ihrem Pflegedienst in Verbindung gebracht. Diesen Effekt verstärken Sie durch Ihren öffentlichen Auftritt. Sie bieten damit immer wieder Identifikationsmöglichkeiten und fördern so die Netzwerkarbeit in Gemeinde oder Quartier (Seite 145).

Aktionen – Kontakte knüpfen und Sympathien gewinnen

Pflegedienste, die zwar gute Arbeit leisten, dabei aber still vor sich hinwerkeln, machen einen großen Fehler, denn sie werden im Wettbewerb um Kunden auf Dauer den Kürzeren ziehen. Warum? Weil sie nicht darüber reden. Stattdessen sollten sie aber alles dafür tun, dass die Öffentlichkeit – darunter ihre künftigen Kunden – erfährt, was sie leisten und vor allem, wie gut sie das tun.

Sie selbst wissen es am besten: Nur wenige von den vielen Werbebotschaften, die Sie täglich aufnehmen, bewirken, dass Sie sich ein Produkt, eine Leistung oder ein Angebot näher ansehen. Menschen, die ständig mit Werbung bombardiert werden, sortieren viel davon aus, weil es thematisch nicht relevant für sie ist. Anderes blenden sie schon deshalb aus, weil es zu aufdringlich oder schlecht gemacht ist. Manche Botschaften kommen aber vielleicht gerade zum falschen Zeitpunkt bei ihnen an, werden deswegen nicht oder nur am Rande wahrgenommen und schon bald wieder vergessen.

Informationen von Pflegediensten betreffen thematisch nur besondere Zielgruppen: Pflegebedürftige, dauerhaft oder plötzlich schwer kranke und behinderte Menschen und deren Angehörige sowie Senioren ganz allgemein. Informationen von Pflegediensten sind außerdem oft nur ganz kurz für Menschen interessant: Nämlich dann, wenn sie oder Angehörige von einem Pflegefall betroffen sind.

Solange also alle weitgehend gesund, nicht pflegebedürftig und nicht alt sind, sind diese Infos für sie nicht relevant. Sie treffen einfach zur falschen Zeit bei den Angesprochenen ein. Wie schnell sich das aber für jeden von uns ändern kann, das erleben Sie in Ihrem Alltag. Und dann wird für die Betroffenen jede Erinnerung, jede Information wichtig, die sie im Vorfeld über einen Pflegedienst erhalten haben.

Ihre Strategie muss es also sein, regelmäßig auf Ihren Pflegedienst aufmerksam zu machen – mit Aktivitäten aller Art und deren öffentlichkeitswirksamer Vermarktung. Wer sich allerdings nur in großen zeitlichen Abständen dazu aufraffen kann, mal wieder aktiv zu werden, der vergibt Chancen, verpulvert Energie und Geld. Dabei schätzen vor allem ältere Menschen Kontinuität und Verlässlichkeit und freuen sich deshalb nach Ihrem gelungenen Sommerfest schon auf den alljährlichen Adventskaffee im Winter. Gerade ein Pflegedienst sollte genau diese Eigenschaften verkörpern. Ein Grund mehr also, Aktivitäten strategisch über das gesamte Jahr verteilt zu planen. So halten Sie zudem Kontakt, erfahren leichter, wenn sich Lebensumstände beim einen oder anderen ändern oder erkennen Unterstützungsbedarf.

Stellen Sie sich doch einmal bildhaft Folgendes vor: Ihr Folder oder Ihre Visitenkarte sind als Erinnerung an eine Pinnwand oder Kühlschranktür geheftet, eines Ihrer Give-aways mit dem Logo und der Telefonnummer Ihres Pflegedienstes findet ganz selbstverständlich Verwendung im Alltag Ihrer potenziellen Kunden. Alle Aktionen, mit denen Sie die Aufmerksamkeit und die Sympathie Ihrer künftigen Kunden gewinnen, sollten genau diesen Effekt zum Ziel haben: Denn irgendwann, möglicherweise ganz plötzlich, wird der Zeitpunkt kommen, an dem Ihre Kontaktdaten wichtig werden und man froh ist, sie zur Hand zu haben.

Steter Tropfen höhlt den Stein

Überlegen Sie, wann Sie Ihre letzte Aktion durchgeführt haben. Machen Sie mal eine Liste all Ihrer Aktivitäten in den vergangenen drei Jahren. Fällt Ihnen etwas auf? Ein bestimmter Rhythmus, die zeitlichen Abstände dazwischen, aufwendige oder weniger mühevolle Aktionen? Erinnern Sie sich an Rückmeldungen, besondere Erfolge?

Erfahrungsgemäß dauert die Zeitspanne der Untätigkeit besonders lang nach einer richtig aufwendigen Veranstaltung. Die Luft ist erst mal raus. Wobei aber gerade in der „Nachlese" von Infoveranstaltungen, Angehörigenschulungen, Tagen der offenen Tür oder von Festen (Sommer-, Grill-, Renovierung/Umbau, Filialeröffnung), Kaffeeklatsch- und Adventsnachmittagen usw. die dort entstandenen Kontakte weiter gepflegt werden sollten. Wer seine Besucher bittet, sich in Gästebuch oder Gästeliste einzutragen, gerne auch mit Kontaktdaten (auch E-Mail!), Kommentaren und Wünschen, der kann sich später bei ihnen mit kleinen Aufmerksamkeiten oder Einladungen zu weiteren Veranstaltungen immer wieder in Erinnerung bringen.

Dafür finden Pflegedienste – wie jede Elektromarktkette auch – immer einen Anlass: Frühling, Muttertag, Vatertag, Valentinstag, Ernte-Dank, Adventszeit, Nikolaus, Weihnachten, Silvester, runde Zahlen (100. Kunde, 20. Dienstwagen, Gründungsjubiläum, Kundengeburtstage und -jubiläen), neue Serviceleistungen und Angebote, Gutscheinaktionen, Nachbarschaftsinitiativen, Pflegedienstumstrukturierungen usw.

Vor allem auf die Originalität einer Geste kommt es dabei an – nicht wie teuer, wertvoll oder aufwendig sie gestaltet ist. So genannte Give-aways überraschen, zaubern ein Lächeln, erzeugen eine positive Erinnerung beim Beschenkten. Diesen Effekt erreichen Sie schon mit einer einzelnen Rose zum Muttertag, einem Primeltöpfchen als Frühlingsbote, aber auch mit Kleinigkeiten wie Schlüsselanhänger, Gutschein und Ähnlichem – immer versehen mit Pflegedienst-Logo und -telefonnummer, www-Adresse und wo es möglich ist sogar mit QR-Code. Und selbstverständlich immer vorausgesetzt, dass Ihre Mitarbeiter die Übergabe des jeweiligen Präsents herzlich und gewinnend gestalten.

Aktivitäten am laufenden Band –
Gutscheine, Schnupper-Pakete, Partner-Aktionen

„Wir müssen einfach viel mehr rausgehen, Werbung für uns machen, Kunden gewinnen". Der Vorsatz ist gut, der Frust kommt garantiert, wenn im September kaum etwas realisiert ist, weil Zeit, Leute oder Geld dafür fehlen.

Mit guter Vorbereitung, engagierten Mitarbeitern und maßvollem Budget sollten einem Pflegedienst aber mindestens drei Aktionen pro Jahr gelingen. Orientieren Sie sich z. B. einfach an der Jahreszeit. **Frühling:** Valentinstag, Ostern, Frühjahrsputz, Balkonkästen bepflanzen, Ausflüge in die erwachende Natur; **Sommer:** Zeit der Feste (z. B. Teilnahme an Straßen- und Stadtteil-Veranstaltungen), Picknicks, Grillfeste, Ausflüge; **Herbst:** Weinproben, Ernte-Dank, Lesungen, Garten und Balkon winterfest machen; **Winter:** Adventszeit, Basteln, Backen, Diaschauen und Liedernachmittage.

Neben Veranstaltungen bieten Verteil-Aktionen genügend Gelegenheiten sich in Erinnerung zu bringen, ins Gespräch zu kommen und neue Kontakte zu knüpfen: Schnupperangebote als Gutscheine führen sowohl Bestandskunden als auch **potenzielle Neukunden** an nicht pflegespezifische Leistungen für Privatzahler heran. So bekommen Sie Kundenkontakt im Vorfeld späterer Pflegebedürftigkeit. Punkten Sie als Anbieter von Alltagshilfen, werden Sie später auch für die Pflege in Betracht gezogen.

Alltagshilfen-Pakete sind ideale Geschenke für Senioren. So nehmen Menschen Ihren Pflegedienst wahr, für die Altersthemen und Pflege an sich kein Thema sind: Angehörige – Enkel, Nichten, Neffen, erwachsene Kinder. Dafür eignet sich übrigens auch das prämierte Zeitguthaben-System von Unternehmensberater Andreas Heiber (www.ihre-zeit.syspra.de).

Von Aktionen zusammen mit Ihren Kooperationspartnern (Fußpflege, Mobilfriseur, Gärtner usw.) profitieren beide Seiten, denn jeder erschließt sich **Kunden des Partners**, Kosten können geteilt werden.

Mit Blumengrüßen und dem Verteilen von Werbeartikeln durch Ihre Mitarbeiter gewinnt Ihr Pflegedienst ebenfalls Sympathien und Aufmerksamkeit im Umfeld Ihrer Kunden, bei Nachbarn und Passanten.

Die gute Mischung macht's: Wer ins Frühjahr mit einer Gutschein-Aktion startet und ein Sommerfest folgen lässt, kann sich im Winter auf einen Nikolausgruß beschränken. Gehen Sie also klug vor, dann blicken Sie am Ende des Jahres nicht nur auf gelungene Aktivitäten zurück, sondern können Ihre Mitarbeiter auch im nächsten Jahr für weitere gewinnen.

PRAXISTIPP

So fördern gemeinsame Aktionen den Zusammenhalt des Teams

Wer meint, die Planung und Durchführung einer Marketing-Aktion sei allein Chefsache, der irrt gewaltig. Ohne Unterstützung sind die anfallenden Arbeiten dafür auf keinen Fall zu stemmen. Außerdem nutzt man so die Chance, unter den Mitarbeitern etwas zu fördern, das in der Routine des Arbeitsalltags oft zu kurz kommt: Eigeninitiative, die Möglichkeit Fähigkeiten zu zeigen, die sonst so nicht abgefragt werden, etwas zu leisten, was besondere Anerkennung einbringt.

Das lässt sich allerdings nachhaltig nur erreichen, wenn nach einer Aktion die Leistung entsprechend wertgeschätzt wird, in dem man sich bei den engagierten Akteuren bedankt – am besten im größeren Kreis: Während des Adventskaffees im Kreise der Gäste mit Blumen, kleiner Ansprache, Präsent (Restaurant-Gutschein, Bonus-Scheck o.Ä.) oder vor dem versammelten Team und später durch den Bericht auf der Pflegedienst-Website usw.

Haben Sie den Mut, solche Aktionen an Ihre Mitarbeiter zu delegieren, dann zeigen Sie Vertrauen in deren Fähigkeiten – nichts ist nachweislich motivierender. Bereiten Sie die Grundstruktur vor und halten Sie sich dann soweit es geht im Hintergrund. So können Sie vorgehen:

> Interesse wecken: Belegschaft über die Bedeutung der Marketingmaßnahmen im neuen Jahr aufklären.

> Arbeitsgruppe zusammenstellen und Liste mit möglichen Aktivitäten vorlegen oder erarbeiten lassen.

> Drei Aktionen auswählen (lassen) und geeignete Termine ermitteln.

> Jede Aktion einem verantwortlichen Mitarbeiter zuordnen, der sich zwei bis drei Mitstreiter sucht. Als Ansprechpartner stimmt er sich bei Bedarf mit der Geschäftsführung ab.

> Die Gruppen erarbeiten Ablaufpläne (Checkliste) sowie das benötigte Budget (Vergleichsangebote einholen).

> In regelmäßigen Treffen wird der aktuelle Status geprüft, nächste Schritte vereinbart.

Sommerfest – mit originellen Ideen schöne Erinnerungen schaffen

Menschen mit herzlicher Wärme und Zuwendung begegnen, Anteil nehmen, sich fürsorglich kümmern. Leider reicht es nicht, diese Unternehmensgrundsätze im Leitbild zu formulieren oder mit den Kunden umzusetzen – zu Hause in deren stillem Kämmerlein: Den liebevollen Umgang mit seinen Kunden kann ein Pflegedienst bedauerlicherweise so kaum publikumswirksam vermarkten.

Möchten Sie in dieser Hinsicht öffentlich punkten, müssen Sie offensiv vorgehen. Zeigen Sie Ihren Pflegedienst von der besten Seite während eines Sommerfests mit Ihren Kunden, deren Angehörigen, Nachbarn und anderen Interessierten. Der PR-Effekt ist immens, wenn Sie alle Möglichkeiten der Öffentlichkeitsarbeit nutzen – in Ihrem Umfeld, in der Lokalpresse, auch im Internet.

Gehen Sie dabei in Etappen vor: Der Vorankündigung mit Flyerverteilung und Veranstaltungshinweisen in Ihrer Umgebung und auf Ihrer Internetseite folgt die Betreuung möglicher Reporter vor Ort. In der Nachbereitung informieren Sie die Presse mit Meldung und Bild. Sie stellen auf Ihre Pflegedienst-Website/Corporate Blog einen reich bebilderten Bericht über die Highlights IhresSommerfests und posten die schönsten Fotos auf Facebook. Nicht vergessen: Vor einer Veröffentlichung von Fotos das schriftliche Einverständnis der abgebildeten Personen einholen Seite 39.

Planen Sie Ihr Fest möglichst außerhalb der Schulferien, nicht direkt vor Feiertagen oder verlängerten Wochenenden (Brückentage). Auch gleichzeitig stattfindende regionale Veranstaltungen (z. B. Vereins- oder Brauchtumsfeste, Sportveranstaltungen) können die Gästezahl schmälern.

Voraussetzung für den Erfolg ist die Bereitschaft Ihrer Mitarbeiter, sich zu engagieren: Motivieren Sie Ihr Team, das Sommerfest aktiv zu bewerben und organisatorisch zu unterstützen und binden Sie jeden rechtzeitig in die Planung ein. Sie brauchen einen Betreuer für die Presse, der kompetent Auskunft gibt, Gespräche vermittelt, alle für Pressefotos zusammenholt. Andere Mitarbeiter übernehmen Fahrdienste, Catering oder das Unterhaltungsprogramm, betreuen die Gäste.

Wird das Fest ein organisatorischer Flop, wirft das kein gutes Bild auf Ihren Pflegedienst. Fühlen sich aber alle Gäste wohl und haben Spaß, sammelt Ihr Pflegedienst nicht nur jede Menge Sympathiepunkte. So eine gemeinsam gestemmte Aktion stärkt auch das Zusammengehörigkeitsgefühl im Team.

Das Ah und Oh: Planung

Rechnen Sie mit einer Vorbereitungszeit von acht bis zehn Wochen.

Geeignete Räumlichkeiten Reichen Ihre Räumlichkeiten nicht aus, erkundigen Sie sich in Bürgertreffs, Gemeindezentren, Mehrgenerationenhäusern nach Gemeinschaftsräumen, Cafeteria oder Garten. Klären Sie ab: Gästezahl, Raumgröße, Kosten, freie Termine, Möblierung, Toilettenbenutzung, Bewirtung, Alternativen für Regenwetter.

Veranstaltungshinweise Wählen Sie zwei Versionen: DIN A 4-Format zum Aufhängen und DIN A 5-Format als Handzettel. Wichtig: Ihr Logo, Ihre Hausfarbe(n), Kontaktdaten, Termin, Uhrzeit. Bildmotive: Team/Sommerfest. Infos zu Papierqualität und Preis geben Copyshops oder Internet-Druckereien wie www.flyer-alarm.de. Mit Freundlichkeit und Überzeugungsgeschick sind Ihre Mitarbeiter erfolgreich: Hinweise aufhängen, Handzettel auslegen bei Apotheken, Ärzten, Physiotherapeuten, Einzelhandel, Sanitätshäusern, Senioren- und Bürgertreffs, Beratungsstellen, Vereinen, Gemeindezentren, Kommunalverwaltung/Rathaus, Nachbarschaft Ihrer Kunden.

Presse und Werbung Vier bis sechs Wochen vor dem Fest erkundigen: Wer ist bei Lokalzeitung/Anzeigenblatt zuständig für den Veranstaltungskalender? Informationen inklusive Einladung mit Rückantwort und Handzettel schicken. Empfehlenswert: Schalten Sie zusätzlich eine Anzeige mit Veranstaltungshinweis in Lokalzeitung/Anzeigenblatt.

Programmideen Vom augenzwinkernden Humor eines Demenz Clowns über verblüffende Zaubertricks bis hin zu musikalischen Evergreens – viele Unterhaltungsdienstleister haben sich spezialisiert auf ein älteres Publikum. Eigene Ideen kommen ebenfalls immer gut an: Beliebte Partyspiele lassen sich abwandeln. Ein Mitarbeitersketch, der eine Alltagssituation witzig auflöst, zeigt die Verbundenheit mit den Kunden. Kooperieren Sie mit einem Kindergarten, vielleicht möchten die Kleinen den Älteren ein Sommerlied vortragen? Arbeiten Sie mit Ehrenamtlichen? Jetzt ist Gelegenheit, ihre Arbeit darzustellen und ihnen zu danken – und natürlich auch den fleißigen Mitarbeitern.

Vorsorge-Kampagnen –
Ihre Sorge um das Kundenwohl öffentlichkeitswirksam kommunizieren

Sie und Ihre Mitarbeiter tragen als Pflegende eine große Verantwortung für Ihre pflegebedürftigen Kunden, und es gehört zu Ihrem Berufsethos, dass Sie im Sinne und zum Wohle derer handeln, die sich vertrauensvoll in Ihre Hände begeben haben. Zwar haben Sie miteinander einen Pflegevertrag abgeschlossen, aber das, was Sie für Ihre Kunden tun, geht oft darüber hinaus: Zum Beispiel dann, wenn Sie als Interessenvertreter Ihrer Kunden gegenüber Ärzten, Therapeuten, Kassen und MDK auch mal energisch auftreten und etwas riskieren müssen.

Was weiß die Öffentlichkeit davon? An welcher Stelle – außer im Pflegeleitbild Ihres Dienstes – kommunizieren Sie diesen besonderen Einsatz für Ihre Kunden? Natürlich können Sie nicht herumgehen und jedem erzählen, wie sehr sich Ihr Pflegedienst für Herrn Müller ins Zeug gelegt hat, damit er nun endlich Pflegestufe 1 bekommt – das wäre nicht nur unseriös, sondern auch ungesetzlich, denn Sie sind zum Schweigen verpflichtet.

Aber es gibt andere Wege, um Ihren besonderen Einsatz, Ihre Sorge ums Kundenwohl öffentlich zu machen. Wie wäre es mit einer klug durchdachten Kampagne zu einem Thema, das Ihre Kunden, deren Angehörige, aber auch die Menschen in Ihrer Umgebung interessiert? Geeignete Themen könnten sein:

Patientenverfügung Wissen Sie, welcher Ihrer Kunden eine Patientenverfügung verfasst hat, für den Fall, dass er selbst keine Entscheidung mehr treffen kann? In diesem Bereich ist der Beratungsbedarf sehr hoch, bieten Sie Ihren Kunden und den Angehörigen möglichst umfangreiche Informationen und Ihre Beratung an. Kooperieren Sie dazu zum Beispiel mit einem Rechtsanwalt.

Medikation Mit der PRISCUS-Liste gibt es eine für alle zugängliches Verzeichnis „inadäquater Medikation für ältere Menschen". Weisen Sie Ihre älteren Pflegekunden und deren Angehörige darauf hin und raten Sie zu einem Gespräch mit dem Hausarzt.

Mangelernährung im Alter Sie kommt schleichend und bleibt lange unerkannt. Informieren Sie Ihre älteren Pflegekunden ausführlich und bieten Sie Tests dazu an – eventuell in Kooperation mit einem Nährmittelhersteller.

Bewegung im Alter Altersgerechte Gymnastik, Fitnessübungen oder Sturzprophylaxe werden zwar in Vereinen, Volkshochschulen und Fitnessstudios angeboten, aber auch immer genutzt? Initiieren Sie eine Kampagne zusammen mit einem der genannten Anbieter.

Indem Sie so offenkundig im Interesse Ihrer Pflegekunden agieren, verkörpern Sie eine Grundhaltung (Corporate Identity), die deshalb so überzeugend ist, weil sie konsequent dem Pflegeleitbild Ihres Unternehmens folgt. Und: Verantwortungsvolles Handeln schafft Vertrauen bei den Kunden und bei denen, die es noch werden sollen.

Vorsorge-Kampagne optimal kommunizieren

... bei den Kunden

Informieren Sie Ihre Kunden und deren Ärzte und Therapeuten in einem Rundbrief, im Newsletter, im Kundenmagazin über den Start Ihrer Kampagne und erläutern Sie den Hintergrund Ihrer Initiative. Nutzen Sie außerdem Pflegevisiten, Infoabende für Angehörige oder Angehörigenschulungen, um das Kampagnenthema vorzustellen und die Teilnehmer dafür zu sensibilisieren, wie wichtig es ist, dem angesprochenen Thema besondere Aufmerksamkeit zu widmen.

... im Internet

Wenn Sie auf Ihrer Internetseite einen Bereich „Aktuelles" (Corporate Blog) eingerichtet haben, verkünden Sie den Start Ihrer Kampagne auch dort und erläutern Sie Ihre Beweggründe. Arbeiten Sie zusätzlich mit Mitteln des Social Media? Dann verbreiten Sie die Informationen auch über diese Kanäle.

... in der Lokalpresse

Unterrichten Sie die lokale Presse/Anzeigenblätter über Ihr Vorhaben. Sprechen Sie mit den Journalisten über Ihr Kampagnenthema und klären Sie über die Hintergründe auf. Wenn es Ihnen gelingt, das Interesse der Lokaljournalisten dafür zu wecken, werden Sie automatisch zum Ansprechpartner und gefragten Experten in dieser Angelegenheit. Verfassen und veröffentlichen Sie darüber eine Online-Pressemeldung (Seite 25).

... bei den Mitarbeitern

Vor dem Start ist es allerdings unbedingt notwendig, dass sich Ihre Mitarbeiter ausführlich zum Kampagnenthema informieren oder sie entsprechend geschult werden. Nur so können sie alle Fragen auch sachgerecht beantworten und damit die Beratungs- und Fachkompetenz Ihres Pflegedienstes erfolgreich dokumentieren.

... und zum Schluss

Wenn Sie die Kampagne beenden, wird es Zeit, ein Resümee zu ziehen und die Erfolge zu bewerten. Aus diesem Grund sollten Sie während der Kampagne aufzeichnen, wie viele Beratungsgespräche geführt wurden, wie viele Menschen Sie insgesamt erreicht haben oder wie viele aufgrund Ihrer Kampagne aktiv geworden sind und eine Patientenverfügung verfasst, ihre Medikation oder Ernährung geändert haben. Auch diese Erfolge dürfen sie dann getrost ein weiteres Mal öffentlichkeitswirksam „vermarkten".

Beziehungspflege – Sympathiepunkte sammeln in der kalten Jahreszeit

Gerade die kalten, trüben und dunklen Wintermonate bieten Pflegediensten einen besonders wirkungsvollen Rahmen, um ihre Stärken zu kommunizieren: Menschen mit herzlicher Wärme und Zuwendung zu begegnen, Anteil zu nehmen, sich fürsorglich zu kümmern.

Mit kleinen Aufmerksamkeiten in der Vorweihnachtszeit oder im neuen Jahr bringt man Freude ins Haus und zaubert ein Lächeln in die Gesichter – und zwar von allen Beteiligten. Denn auch die Überbringer eines Präsentes, Ihre Mitarbeiter nämlich, erleben das Schenken und die Freude des Beschenkten als etwas Schönes.

Heben Sie und Ihre Mitarbeiter in der trüben Jahreszeit, die allen ein bisschen aufs Gemüt schlägt, die Stimmung und gewinnen Sie mit kleinen Aufmerksamkeiten die Sympathien der Kunden und ihrer Angehörigen, Nachbarn, Freunde oder auch von beruflichen Kontaktpersonen: Mitarbeiter in Arztpraxen, Apotheken, Sanitätshäusern, Therapeuten und weitere Kooperationspartner.

Weil viele Unternehmen besonders in der Vorweihnachtszeit großzügig das Füllhorn für ihre Kunden ausschütten, kann es jedoch leicht passieren, dass gerade dann Ihre Präsent-Aktion in der Masse untergeht. Besondere Aufmerksamkeit ist Ihnen und Ihren Mitarbeitern aber dann gewiss, wenn sich die Lage nach Neujahr etwas beruhigt hat und nur noch vereinzelte Firmenkalender Abnehmer suchen.

Überlegen Sie bei der Bestellung von Werbeartikeln, ob sich nicht später im Jahr noch weitere Gelegenheiten bieten (Tag der offenen Tür, Sommerfest, Infostand beim Stadt- oder Stadtteilfest), mehr davon zu verteilen. Je größer die Stückzahlen, die Sie bestellen, desto niedriger liegt der Einzelpreis. Wer keine Werbeartikel verschenken möchte, sollte sich Aufkleber oder Anhänger mit Bändchen anfertigen lassen und jedes Präsent damit versehen. Hat man auch diese in größeren Mengen vorrätig, lässt sich auch mal eine kurzfristig angesetzte Aktion realisieren.

PRAXISTIPP

Präsent-Aktionen planen

Es kommt gar nicht auf die Größe oder den Wert eines Geschenks an, es zählt allein die warmherzige Geste, der freundliche Blick:

> Kleine Überraschungen zum Advent, Nikolaustag, (LED-Kerze mit Zweig, Plätzchen/Lebkuchen, Strohsterne fürs Fenster, Minipflanztopf mit einem Weihnachtsstern).

> Neujahrsgruß: Piccolo-Sekt mit Schleife, ein Hauch Frühling (Rose, Mini-Topf-pflanze wie Primel, Veilchen o.Äs.), Glücksbringer (Marienkäfer, Kaminfeger) als Schlüsselanhänger oder Konfekt, Werbeartikel aller Art: Kugelschreiber, Feuerzeug, Schlüsselanhänger und -band, Reflektionsarmband, Aufkleber, Ansteck-Button, Kühlschrankmagnet, Gel-Pad, Brillenputztuch, Pflasterbox, Etui, Schlüsseltäschchen, Post-it-Block, Tisch-, Taschen- und Wandkalender, Tasse, Stofftasche, Geschirrtuch, Regenschirm usw.

> Gutschein für Frühstücksgebäck oder Kuchenstück (örtliche Bäckerei als Partner gewinnen).

> Gutscheinaktion zusammen mit Kooperationspartner: Treten Sie gemeinsam auf (Kostenteilung) mit Ihrem Sanitätshaus, dem Physiotherapeuten usw. oder bieten Sie als Pflegedienst einen Service Ihres Kooperationspartners an (Wellness-Fußmassage, preisreduzierter Trockenhaarschnitt o. Ä.).

So gehen Sie vor:

> Zielgruppe(n) definieren und Menge der Präsente/Blumengrüße/Gutscheine kalkulieren.

> Angebote einholen von Gärtnerei, Blumenhandlung, Werbeartikelfirma, Bäckerei o.Ä. sowie Copyshop/Druckerei/Internet-Druckerei.

> Gutscheingestaltung: Vorlagen gibt es im Internet, dafür Suchbegriff „kosten-lose Gutscheinvorlagen" in Suchmaschine eingeben. Die gestaltete Vorlage lässt sich als Datei herunterladen und ausdrucken. Für höhere Druck- und Papierqualität und höhere Auflagen Copy-Shop (Datei per E-Mail) oder Internetdruckerei beauftragen.

> Werbeartikel: Firmenlogo, -name, Telefonnummer und Internetadresse sind ein Muss auf jedem Verschenkprodukt – als Firmenaufdruck, Aufkleber oder Anhänger.

> Bei Partner-Aktionen: Sprechen Sie gemeinsam ab: Zielgruppe, Kostenauf-teilung, Gutscheinprämie, Termin für die Verteilaktion. Tipp: Eine schriftliche Zusammenfassung aller Vereinbarungen vermeidet spätere Missverständnisse.

Gewinn für alle – Klinken putzen für einen guten Zweck

Als Erbringer sozialer Dienstleistungen ist es sinnvoll, sich auch für soziale Projekte in Ihrem Wirkungskreis einzusetzen, denn es bestärkt die Ernsthaftigkeit Ihrer eigenen Bemühungen, macht diese glaubwürdig und wirkt insgesamt authentisch.

Corporate Identity wird verkörpert durch ihre Unternehmensziele und -prinzipien, wie sie etwa in Ihrem Pflegeleitbild festgeschrieben sind. Sie aber haben oft einen theoretischen Charakter, der sich anderen nur schwer erschließt. Jedoch nur solange, bis diese Prinzipien tatsächlich „gelebt" werden: Wenn Ihr Pflegedienst den Worten also Taten folgen lässt und für die Öffentlichkeit diese Theorie mit sichtbaren Fakten untermauert.

Das funktioniert aber nur, solange Sie sich für etwas stark machen, das Ihnen und Ihren Mitarbeitern tatsächlich besonders am Herzen liegt. Und solange Sie sich zusammen ganz in den Dienst der Sache stellen, ohne dabei zu sehr das Engagement Ihres Pflegedienstes in den Vordergrund zu rücken.

Wählen Sie ein unterstützenswertes Projekt in Ihrer Gemeinde oder in Ihrem Stadtteil, das thematisch gut zu Ihrem Pflegedienst passt: Generationenübergreifende Projekte etwa unterstreichen das Anliegen, ältere und/oder pflegebedürftige Menschen aus der sozialen Isolation zu holen, ihnen Teilhabe am gesellschaftlichen Leben zu ermöglichen und so ihre Lebenssituation zu verbessern.

Sponsoren geben dann bereitwillig, wenn sie das Gefühl haben, damit etwas erreichen zu können – für sich als Unterstützer, indem sie ihr Image aufpolieren, aber ebenso auch für das unterstützte Projekt. Wird dies ein Erfolg, fällt auch ein bisschen Glanz auf all diejenigen, die dazu beigetragen haben. Für Unterstützer muss aber auch spürbar sein, wie sehr das Engagement geschätzt wird: Projektverantwortliche sollten also mithilfe von Öffentlichkeitsarbeit gut kommunizieren, von wem sie tatkräftige oder finanzielle Hilfe erhalten. Vielleicht finden Sie dafür eine PR-Agentur, die sich „pro bono" engagiert?

PRAXISTIPP

Unterschiedliche Formen des Engagements

Bürgerschaftliche Stiftungen oder wohltätige Organisationen (z. B. Lions Club) oder lokale Interessenverbände der Wirtschaft oder des Einzelhandels sind oft leichter zu gewinnen, wenn man nicht allein zu Spenden aufruft, sondern konkret wird, also die Förderung einer Einzelaktion vorschlägt. Für Stiftungen ist die Projektierung oft überhaupt die Grundvoraussetzung für jede Förderungswürdigkeit. Es lohnt also, entsprechende Konzepte in verschiedenen Varianten parat zu haben:

> **Einmalige Geldspenden** für eine Veranstaltung oder die Produktion von Werbematerial (Poster, Flyer usw.) oder die Anschaffung bestimmter projektbezogener Güter.

> **Sachspenden** sind etwa kostenfrei zur Verfügung gestellte Ausrüstungsgegenstände für Veranstaltungen (Schirme, Bestuhlung, Zelt, Grill usw.). Oder es werden projektbezogene Güter geschenkt (gebrauchte PC, Drucker, Einrichtung für Projektbüro) oder Preise für eine Tombola überlassen.

> **Patenschaften** übernehmen beispielsweise die Finanzierung einer für das Projekt tätigen 400-Euro-Kraft für einen bestimmten Zeitraum. Oder ein Taxi-/Busunternehmen übernimmt den Fahrservice für eine Veranstaltungsreihe.

> **Tatkraft** wird großgeschrieben, wenn z. B. eine Bäckerei Spenden sammelt durch den Verkauf ihrer speziellen, selbstgebackenen „Projekt-Kreation" oder wenn eine Werbeagentur Poster oder Folder auf eigene Kosten gestaltet und druckt oder eine Schulklasse die Betreuung gehbehinderter Gäste übernimmt, die Freiwillige Feuerwehr den Auf- und Abbau von Zelten, Bühne oder Bestuhlung ...

Sponsorship und Spende – Öffentlichkeitsarbeit mit nachhaltiger Wirkung

Durch gute Taten zu glänzen und damit das Unternehmens-Image ein bisschen aufzupolieren, ist durchaus legitim. Und es bieten sich im Umfeld und Wirkungskreis Ihres Pflegedienstes dafür auch jede Menge Gelegenheiten: Man kann zum Beispiel eine einmalige Spende machen oder mit einem längerfristigen Sponsoring eine Initiative fördern. Aber auch durch aktives Engagement eine Aktion zu unterstützen, kann besonders werbewirksam sein. Ob und wie gut solche Charity-Aktivitäten tatsächlich in der Öffentlichkeit „ankommen", hängt ganz besonders davon ab, wie Sie dabei vorgehen.

Zunächst einmal sollte ein Engagement – für welches unterstützenswerte Thema auch immer – grundsätzlich etwas sein, das Ihr Pflegedienst nicht allein aus Imagegründen tut oder ausschließlich für eine gute PR. Solche Beweggründe werden von der Öffentlichkeit schnell entlarvt als zynisch und berechnend. Damit erreicht man schließlich nur das Gegenteil: Der Ruf leidet ganz empfindlich darunter. Setzen Sie sich aber für etwas ein, das Ihnen und Ihren Mitarbeitern tatsächlich besonders am Herzen liegt, ist es für jedermann nachvollziehbar, logisch und deshalb auch glaubwürdig.

Als Betreiber/in eines Unternehmens, das soziale Dienstleistungen in einem regional begrenzten Gebiet erbringt, wissen Sie von sozialen und gesellschaftlichen Defiziten vor Ort, erfahren Sie jeden Tag, in welchen Bereichen Ihrer Gemeinde oder Ihres Stadtviertels besonderer Bedarf an Hilfe und Unterstützung besteht oder wo einfach Ideen gefragt sind, die sich mit einer kleinen Finanzspritze unbürokratisch umsetzen lassen. Sicher sind darunter auch Projekte, die thematisch gut passen – z. B. kann ein Kinderpflegedienst für eine Stiftung spenden, die Kinderhospize fördert oder er unterstützt tatkräftig mit Sachspenden direkt ein Kinderhospiz, macht dessen Wirken bekannter, animiert andere zu spenden usw.

Übrigens: Besonders nachhaltig wirkt Wohltätigkeit, wenn sich Ihr Pflegedienst nicht damit brüstet, etwas zu spenden oder zu unterstützen, sondern sich einfach nur in den Dienst einer Sache stellt und ausschließlich für diese wirbt. Selbstloses Handeln wird in Zeiten sozialer Kälte besonders aufmerksam wahrgenommen – darum kein großes Aufheben zu machen, mehrt den guten Ruf ohne jedes weitere Zutun.

PRAXISTIPP

Die Welt ein kleines bisschen verändern helfen

Ideen sammeln Befragen Sie Ihre Mitarbeiter, welche unterstützenswerten Initiativen ihnen einfallen, wofür sich ihrer Meinung nach ihr Arbeitgeber engagieren sollte oder könnte. Sammeln Sie diese Ideen und fertigen Sie zu jedem Projekt eine Art Steckbrief an mit Hintergrundinformationen wie Ziele/Aufgaben, Trägerschaft und Förderungsmöglichkeiten. Vielleicht finden Sie gemeinsam ein Projekt, hinter dem alle stehen können und für das sich der ein oder andere unter Ihnen gerne auch einmal persönlich einsetzen möchte.

Geld oder persönliches Engagement? Neben Spenden oder Sponsoring in rein finanzieller Form gibt es eine ganze Reihe von Mischformen, die es nötig machen, selbst aktiv zu werden. Der positive Effekt: Es verschafft jedem persönlich ein gutes Gefühl, wenn er sich selbst einmal, und sei es nur für kurze Zeit, in den Dienst einer guten Sache stellt.

> Sammelaktionen für einen guten Zweck: Gebrauchte Brillen für Afrika, Süßes für eine Weihnachtspäckchen-Aktion, Spielzeug für ein Sozialkaufhaus, Losverkauf, Spendendose usw.

> Einmaliges Mitmachen bei einer Aktion: Weihnachtsmarkt, Infostand, Kuchenverkauf, Stadtteilfest, als Belegschaftsteam bei einem Wettkampf, Stadtlauf o.Ä., zu einem bestimmten Anlass den Fahrdienst stellen für gehbehinderte Menschen usw.

> Dauerhafter Einsatz bei bestehenden ehrenamtlichen Initiativen aller Art in Ihrem Wirkungskreis, die soziales Miteinander fördern, Generationen und Kulturen verbinden, Wissen vermitteln (Leseförderung) oder Bedürftigen helfen.

> Engagement in einer wohltätigen Organisation oder einer Initiative wie der Deutschen Tafel e.V. oder praktische Unterstützung von Ärzten, die Obdachlose ohne Krankenversicherung versorgen usw.

Werben für eine gute Sache Sie können Ihre Unterstützung auch in Form von Öffentlichkeitsarbeit erbringen. Bieten Sie einem Projekt an, die Entwicklung einer Broschüre oder eines Plakats zu finanzieren, kaufen Sie Anzeigenplatz in der lokalen Presse und tragen Sie dazu bei, dass das Projekt bekannt wird bei Ihren Kunden, deren Angehörigen, Ihren Partnern, in Ihrem Netzwerk usw.

3   Mitarbeiter machen PR

So werden aus Ihren wichtigsten Multiplikatoren erfolgreiche Öffentlichkeitsarbeiter

PR & Marketing für Pflegedienste · Marion Seigel
© Vincentz Network GmbH & Co.KG, Hannover 2014
ISBN 978-3-86630-342-3

Corporate Identity (CI) –
Ihre Unternehmensphilosophie

Gleichen sich Produkte unterschiedlicher Hersteller zu sehr oder lassen sich Dienstleistungen verschiedener Anbieter kaum voneinander unterscheiden, suchen Unternehmen nach einem Ausweg aus diesem Dilemma: Andere Erkennungsmerkmale und Eigenschaften müssen in solchen Fällen dafür sorgen, dass man aus dem Feld der Mitbewerber sichtbar herausragt.

Über das einheitliche optische Erscheinungsbild erzeugt ein Pflegedienst in seiner Region einen hohen Wiedererkennungswert. Auch wenn das Corporate Design (CD) allein schon spürbar erfolgreich ist, sollte es für einen Pflegedienst aber lediglich Teil seines Auftritts sein.

Denn in einem wesentlichen Punkt unterscheiden sich Produkt und Dienstleistung: Im Vergleich zu industriell gefertigten Markenprodukten wird eine Dienstleistung dem Kunden nicht konfektioniert, also immer in gleicher Machart dargeboten, sondern wesentlich individueller.

Die Mitarbeiter machen den Unterschied, wie ein Pflegedienst seine soziale Dienstleistung „Pflege" anbietet. Ihr Selbstverständnis bestimmt die Qualität ihrer Arbeit und damit schließlich auch, wie der Pflegedienst in der Öffentlichkeit wahrgenommen wird.

Gelingt es nun, aus den verschiedenen Haltungen der Mitarbeiter eine gemeinsame „Philosophie" zu formen, ist der Pflegedienst auf dem besten Weg zu einer glaubwürdigen Corporate Identity.

Falsch wäre es, den Mitarbeitern einen vom Leitungsteam entwickelten Verhaltenskodex überstülpen zu wollen. Solche Versuche erregen Unmut und oft Widerstand vor allem bei langjährigen Kräften und lassen sich im schlimmsten Fall nur mithilfe von Sanktionen durchsetzen. Alle bisherigen Erfahrungen zeigen, dass es einfacher geht: Die Bereitschaft, sich für eine gemeinsam erarbeitete Strategie zu engagieren, ist umso größer, je stärker die Mitarbeiter „mit ins Boot geholt" werden, also aktiv mitgestalten können.

Es wächst während der schrittweisen Umsetzung ein Wir-Gefühl und es kann sich eine gemeinsame Sprache und Identität entwickeln – mit nachhaltiger Wirkung nach außen.

Selbstverordnete „Image-Kur"

Baustellen erkennen Jeder Pflegedienst hat seine internen „Baustellen", Bereiche, in denen es nicht so läuft, wie es könnte: Abläufe, Zuständigkeiten, Abstimmungsschwierigkeiten. Solche Defizite beeinflussen direkt oder indirekt die Außenwirkung Ihres Pflegedienstes. Widersprüchliche Aussagen von Mitarbeitern in Pflege und Verwaltung, Unpünktlichkeit, schleppende Weiterleitung von Informationen, Missverständnisse mit Angehörigen können zum Beispiel ein negatives Bild formen.

Wahrnehmung Wissen Sie also, wie Ihr Dienst in der Öffentlichkeit wahrgenommen wird? Oder welche Ihrer Angebote bekannt sind und warum sich Ihre Kunden für Sie entschieden haben? Die Antworten auf solche Fragen müssen andere geben: Ihre Kunden, deren Angehörige und Nachbarn, Menschen in Ihrem Wirkungskreis.

Ihr erstes Ziel sollte deshalb zunächst sein, Informationen zu sammeln und sie anschließend zu sinnvollen Themenkomplexen zu bündeln. Schon jetzt können Sie Ihre Mitarbeiter über das Vorhaben „Image-Kur" informieren, ihre Einschätzungen dazu aufnehmen und sie außerdem ermuntern, selbst in ihrem Umfeld Recherche in Sachen „Pflegedienst-Image" zu betreiben.

Mitarbeiter ins Boot holen Nutzen Sie die entstehende Aufbruchstimmung, um Mitarbeiter in die Verantwortung zu nehmen: Lassen Sie schon bald kleinere Arbeitsgruppen bilden, die Vorschläge zu Umstrukturierungen in bestimmten Bereichen erarbeiten, weiterentwickeln und umsetzen.

Es erfordert etwas Mut, solche Aufgaben „aus der Hand zu geben". Sie werden allerdings überrascht sein, wie schnell Mitarbeiter „ihr" jeweiliges Thema engagiert und verantwortungsvoll annehmen und weiterbringen. Ihre Aufgabe besteht vor allem darin, stets für Beratungen und regelmäßige Gruppenbesprechungen bereit zu stehen und sich vielleicht auch mal auf ungewöhnliche Vorschläge und Ideen einzulassen. Dieses Vertrauen in die Fähigkeiten Ihres Teams wirkt sich erfahrungsgemäß positiv und hoch motivierend aus.

Zufriedene Mitarbeiter –
über die Außenwirkung eines guten Betriebsklimas

Braucht mein Pflegedienst eine Corporate Identity? Die Frage kann ganz klar mit Ja beantwortet werden. Denn Ihr Pflegedienst hinterlässt immer einen bestimmten Eindruck, ob Sie wollen oder nicht. Da ist es besser, diesen aktiv zu formen, als alles dem Zufall zu überlassen.

Die Unternehmensidentität entsteht aus dem Verhalten der Mitarbeiter, der Kommunikation (intern und extern) und dem Erscheinungsbild (Corporate Design). Glaubhaft ist sie nur, wenn keiner dieser drei Bereiche vernachlässigt wird. Wenn Mitarbeiter sich geschäftsschädigend verhalten oder wenn sie frustriert, demotiviert und ausgebrannt sind, nützen das tollste Logo, der schönste Internetauftritt und die prächtigsten Broschüren nichts. Da draußen wird ein ganz anderer Eindruck entstehen.

Ein bestimmtes Mitarbeiterverhalten oder die gewünschte Arbeitshaltung lässt sich aber entwickeln, indem man fördert, was jedes gute Betriebsklima ausmacht: Zusammenhalt, Motivation, Eigenverantwortung, Kompetenz, Arbeitszufriedenheit, Identifikationsmöglichkeiten. Dafür gibt es praktikable Ansatzpunkte.

Sie müssen allerdings bereit sein, wirklich alles für die Klimaverbesserung im Unternehmen zu tun. Bleibt es bei Ankündigungen oder werden nur immer neue Regeln ausgegeben, verspielt man die eigene Glaubwürdigkeit und zerstört neben dem Vertrauen der Mitarbeiter auch ihre Bereitschaft, aktiv an Veränderungen mitzuwirken. Mitwirkung aber ist der Schlüssel dafür, dass sich eine bestimmte Haltung im Bewusstsein jedes Einzelnen verankern kann.

Haben Sie einmal angefangen, werden Sie schon bald eine Art Eigendynamik spüren: Es spricht sich nämlich schnell herum – bei potenziellen Kunden ebenso wie unter den Pflegefachkräften in Ihrem Wirkungskreis – wie wohl sich Ihre Mitarbeiter und Kunden fühlen. Dieses positive Image wird dazu führen, dass sich Ihre Mitarbeiter umso mehr mit Ihrem Pflegedienst identifizieren, Kunden ihn weiterempfehlen, qualifizierte Mitarbeiter sich bewerben. Ein gutes Betriebklima ist also Dünger für das Wachstum einer nach innen und nach außen überzeugenden Unternehmenskultur, der Corporate Identity.

Durch Klimaveränderung zum Erfolg

Interne Kommunikation Sind Mitarbeiter ausreichend über interne Vorgänge informiert, verbessert sich nachweislich das Betriebsklima. Jeder fühlt sich einbezogen, nicht ausgegrenzt, Gerüchten wird die Basis entzogen. Es entsteht ein Klima des Vertrauens, in dem sich auch die Stillen wagen, mit ihrer Meinung, mit Ideen und Anregungen etwas beizutragen. Damit steigt Bereitschaft zu Veränderungen. Klappt die interne Informationsweitergabe, ist auch ein großes Team in der Lage, nach außen den Eindruck zu hinterlassen: „Diese Truppe steht wie ein Mann, spricht mit einer Stimme", ist also absolut verlässlich.

Mitarbeiterzufriedenheit Weder Kunden noch Mitarbeiter macht häufiger Personalwechsel glücklich. Bezugspflege ist das Zauberwort. In jeder Tourenplanung steckt genügend Potenzial, mehr Verlässlichkeit zu schaffen bei Arbeitszeiten/Einsatzorten, das nimmt viel Druck, macht Mitarbeiter ausgeglichener und belastbarer.

Kompetenzförderung Mitarbeiter brauchen berufliche Perspektiven. Beobachten Sie gut, fördern Sie bestimmte Fähigkeiten, setzen Sie auf Eigeninitiative (z. B. in Arbeitsgruppen), betreiben Sie aktiv Talentförderung (Fortbildung) und ziehen Sie auf diese Weise Ihre unternehmenstreuen Führungsmitarbeiter von Morgen heran.

Wertschätzung und Zusammenhalt Besonderes Engagement, Vorschläge, die Ihren Pflegedienst voranbringen, überdurchschnittlicher Einsatz (z. B. während personeller Engpässe) – das alles sind Leistungen, die man bereitwillig erbringt, wenn sie entsprechend gewürdigt werden. Bedanken Sie sich bei den Akteuren mit Bonuszahlung oder Gutschein, vor allem aber im Kreise des Teams z. B. im Rahmen von Mitarbeiter-Festen.

Mitarbeitergesundheit Prävention bewahrt vor dauerhaft hohem Krankenstand. Ändern Sie Arbeitsbedingungen für ältere Mitarbeiter, bieten Sie Kurse für Rücken schonendes Arbeiten. Fürsorge ist auch eine Form der Wertschätzung.

Mitarbeiter motivieren – Innovationsbereitschaft und Aufbruchstimmung erzeugen

In Zeiten des Fachkräftemangels wird nichts so wichtig wie ein gutes Betriebsklima, fester Zusammenhalt und Mitarbeiter, die sich mit ihrem Pflegedienst so identifizieren, dass sie gar nicht auf die Idee kommen würden, anderswo arbeiten zu wollen. Ein Beleg für gelebte Unternehmenskultur (Corporate Identity) wären zum Beispiel Mitarbeiter, die Sie als Arbeitgeber und Ihren Pflegedienst den ehemaligen Kollegen oder ihren sonstigen Berufskontakten weiterempfehlen, weil sie davon überzeugt sind, nirgendwo bessere Arbeitsbedingungen zu erhalten.

Zu schön, um wahr zu sein? Ich denke nicht, weil ich inzwischen genügend solcher Beispiele kenne. Erzwingen lässt sich ein solches Mitarbeiterverhalten natürlich nicht, fördern aber schon. Man kann entsprechende Maßnahmen aktiv in Gang setzen, ihre weitere Entwicklung dann begleiten. Zum Ziel sollten die jeweiligen Projekte haben, Gemeinsamkeiten zu entdecken, ein engeres Miteinander zu fördern, Arbeitsbedingungen zu verbessern oder einen mitarbeiterfreundlichen Service ins Leben zu rufen, den andere Pflegedienste so nicht bieten. Je ungewöhnlicher und kreativer die Ideen oder Lösungsansätze dazu sind, desto innovativer und damit attraktiver wird man am Ende als Arbeitgeber dastehen.

Allerdings ist es für die Unternehmenskultur förderlicher, wenn man solche Maßnahmen gemeinsam mit den Mitarbeitern startet, ihnen eben nicht einen fertigen Plan präsentiert, den man durchzuziehen gedenkt. Vielleicht starten Sie dazu eine Umfrage mit der Bitte um Ideen oder Sie inspirieren mit ein paar Vorschlägen und skizzieren so einen Rahmen, in dem Veränderungen möglich und gewollt sind?

PRAXISTIPP

Vom Ideenwettbewerb zur Mitarbeitermitwirkung

Schreiben Sie einen unternehmensinternen Wettbewerb aus oder starten sie eine Umfrage, um zu ermitteln, welche Veränderungen oder Verbesserungen Ihren Mitarbeitern besonders am Herzen liegen. Ist die Ausbeute verwertbarer bzw. umsetzbarer Projekte zu gering, können Sie Ihre eigenen Ideen ergänzen.

Stellen Sie eine Auswahl zusammen und lassen Sie Ihre Mitarbeiter darüber abstimmen – offen oder geheim. Hier eine Liste von Projektideen, die alle dazu beitragen können, die Mitarbeiterzufriedenheit zu fördern und das Betriebsklima zu verbessern.

> Dienstfahrzeuge auch für private Nutzung bieten: Wie lässt sich das organisieren/finanzieren?

> Förderung von Rückkehrerinnen nach der Familienphase durch Coaching, Mentoring, Fortbildung.

> Förderung von Müttern mit jüngeren Kindern: Plätze in Kooperationskindergarten, Kinderhort, Hausaufgabenbetreuung, gemeinsame Tagesmutter u.Ä.

> Age-Management: Berücksichtigung der Bedürfnisse von älteren Mitarbeitern oder Projekte zur Gesundheitsförderung wie zum Beispiel Kooperation mit Fitnessstudio, Kursangebote Autogenes Training, Rückenschule, Kinästhetik, Einsatz von Masseuren. Altersgerechte Ausgestaltung der Arbeitsplatz-Anforderungen (weniger Pflege, mehr Koordination, Organisation, Einarbeitung und Mentoring neuer oder junger Mitarbeiter).

> Mitarbeiterbekleidung: Mitsprache bei Modellauswahl und Gestaltung usw.

> Bonuspunktsystem für besondere Leistungen (z. B. für Mitarbeiter, die bereit sind, bei personellen Engpässen einzuspringen) oder für Ideen, die das Miteinander im Betrieb nachhaltig fördern.

> Einführung eines anonymisierten Feedbackverfahrens.

> Kommunikationsförderung durch Gesprächsrunden, Mitarbeiterstammtische.

> Mitarbeiterstärkung durch Angebote wie Coaching für Gesprächsführung, Konfliktbewältigung, Kundengespräche, Umgang mit Beschwerden, Telefontraining, Persönlichkeitsförderung.

> Lassen Sie sich inspirieren oder inspirieren Sie Ihre Mitarbeiter, signalisieren Sie Ihre Bereitschaft für Neuerungen und Umwälzungen. Schaffen Sie zu Jahresbeginn eine Aufbruchstimmung, die Sie aber regelmäßig weiter befeuern sollten. Nur so verpufft die freigesetzte Energie nicht schon im März mit der einsetzenden Frühjahrsmüdigkeit.

Mitarbeiter befähigen – soziale Kompetenz ist gefragter denn je

„Wer seine Attraktivität erhöhen möchte, sollte sich darauf konzentrieren, ein wertvoller sozialer Partner zu werden". Dazu raten die amerikanischen Psychologen Kevin Kniffin (University Wisconsin) und David Sloan Wilson (Binghamton-University, New York). Sie konnten in Experimenten zeigen, dass sich Schönheit nicht nur über äußere Merkmale definieren lässt, sondern wie sehr auch innere Werte wie Kooperationsbereitschaft, Verlässlichkeit und Intelligenz zählen.

Obwohl die beiden Wissenschaftler zwar nur nach Indizien für die Partnerwahl suchten, lassen sich ihre Erkenntnisse ohne weiteres auch auf Dienstleister übertragen – geht es doch bei ihnen ebenfalls stets um die Frage, was sie in den Augen Ihrer Kunden attraktiv macht. Innere Werte (Corporate Identity) wie Dienstleistungsbereitschaft, Verlässlichkeit und soziale Intelligenz sind nämlich ausschlaggebend dafür, ob sich potenzielle Kunden für Ihren Pflegedienst entscheiden oder einen anderen wählen.

Und es fällt auch nicht schwer, weitere Analogien zu finden: Schicke Schuhe, Designer-Klamotten, teurer Lippenstift – ein schönes Erscheinungsbild (Corporate Design) ist kein Ersatz für eine fehlende aufrichtige Haltung. Der Idealzustand höchster Attraktivität und Glaubwürdigkeit ist erst dann erreicht, wenn das Außen und das Innen zueinanderpassen.

Um diesem Idealzustand möglichst nahe zu kommen, lohnt es sich, neben einem stimmigen optischen Auftritt auch die inneren Werte eines Unternehmens zu fördern, also das, was den wertschätzenden und vertrauensvollen Umgang miteinander und mit den Kunden ausmacht. Dazu aber müssen Mitarbeiter entsprechend befähigt werden: Sie brauchen Werkzeuge und Training, um Probleme und Konflikte anders zu lösen als bisher oder um neue Möglichkeiten der Mitwirkung und Mitgestaltung kennenzulernen. So kann in einem fortlaufenden Prozess untereinander Vertrauen und Zusammenhalt entstehen, so wachsen Selbstverständnis und Selbstbewusstsein. So entwickelt sich bei den Mitarbeitern allmählich ein Konsens – eine gemeinsame Haltung, die Ihren Pflegedienst zu einem wertvollen sozialen Partner für Kunden und alle weiteren Multiplikatoren macht.

PRAXISTIPP

Von Konfliktkultur bis wertschätzender Umgang

Grundlagen schaffen Der richtige Umgang mit anderen Menschen in Familie und Beruf erfordert unterschiedlichste Fähigkeiten, Kompetenzen und Eigenschaften: Dazu gehören Einfühlungsvermögen, Durchsetzungskraft, Geduld und vieles mehr. Wer von Berufs wegen mit Menschen zu tun hat, die sich in besonders schwierigen Situationen befinden, muss aus diesen Fähigkeiten (Skills) eine professionelle Haltung entwickeln können. Unterstützen Sie Ihre Mitarbeiter darin.

Bieten Sie Ihnen die Gelegenheit, verschiedene Kommunikationstechniken zu erlernen und ermuntern Sie sie dazu, diese im Alltag anzuwenden. Regen Sie Workshops an, in denen für die typischen Konfliktsituationen, die mit Kollegen, Kunden, Angehörigen, ehrenamtlich Engagierten usw. entstehen, Strategien entwickelt und trainiert werden. Befähigen Sie Ihre Mitarbeiter, sich in den jeweiligen Situationen richtig zu verhalten. Damit schieben Sie eine für Ihren Pflegedienst insgesamt sehr weitreichende Entwicklung an.

Fördern und fordern Das Betriebsklima verändert sich trotzdem nicht von allein. Sie müssen auch weiterhin darauf hinwirken, dass alte Strukturen aufbrechen

(Hierarchien, Allianzen, Interessengrüppchen) und Sie sollten deutlich signalisieren, dass inakzeptables Verhalten (mobben, intrigieren, mauern) spürbare Konsequenzen hat. Stärken Sie vor allem jene Mitarbeiter, die sich immer wieder in typischen Opferrollen wiederfinden.

Transparenz ist alles Ein vertrauensvolles Klima entsteht, wenn sich jeder gut informiert fühlt – über interne Vorgänge, wichtige Beschlüsse, neue Regeln, Veränderungen und Umstrukturierungen. Auf diese Weise entziehen Sie nicht nur Gerüchten jede Basis, sondern sorgen dafür, dass sich keiner ausgegrenzt, sondern einbezogen fühlt, und dass die Bereitschaft mitzugestalten wächst.

Guter Auftritt für Pflege – wie Mitarbeiter selbstbewusst ihren Berufstand vertreten

„Das Wichtigste, was ein PR-Berater für die Pflege tun kann, ist, die Pflegenden dazu zu bringen, ihr Schweigen zu beenden und über ihre Arbeit zu sprechen." Dieser Satz stammt von den Buchautorinnen Bernice Buresh und Suzanne Gordon („Der Pflege eine Stimme geben"). Beide bescheinigen der Pflege ein Kommunikationsproblem und fordern, dass „Pflege sichtbar, hörbar und einflussreicher" werden muss.

Der Pflege eine Stimme zu geben, indem sie die Interessen ihrer pflegenden Mitglieder vertreten, darum bemühen sich zudem verschiedene Verbände. Aber sowohl PR-Berater als auch Interessenvertreter sind darauf angewiesen, dass die Pflegenden selbst einen wichtigen Schritt tun und sich ihrer selbst und ihres Wertes in dieser Gesellschaft bewusst werden.

Wie man erreicht, dass Pflegende selbstbewusst auftreten, darüber sind sich sogar die Experten uneins: Man muss beim Nachwuchs anfangen. Jeder muss bei sich selbst anfangen. Mit einem guten Auftritt für Pflege können Führungskräfte durch eigene Verhaltensänderung ein Beispiel geben. In Praktika und Ausbildung kann man die nachwachsende Pflegegeneration zu kritischen, selbstbewussten Pflegeprofis heranbilden, die überkommene Verhaltensstrukturen ruhig infrage stellen dürfen, ohne Repressionen befürchten zu müssen. Workshops und Schulungen vermitteln Mitarbeitern das nötige Handwerkszeug für eine souveräne Kommunikation – intern und extern.

Sich und seinen Beruf „gut zu verkaufen", das lässt sich tatsächlich lernen. Wie tief aber in jedem Pflegeprofi steckt, dass Leistungen der Pflege weniger wert sind als etwa die der Medizin, dass Pflege irgendwie ja Frauensache ist und sowieso ja eigentlich jeder pflegen kann, erlebe ich immer wieder. Und zwar dann, wenn ich Beratungskunden zu mehr Aufgeschlossenheit oder Auskunftsbereitschaft gegenüber ihrer unmittelbaren Öffentlichkeit, aber auch gegenüber der Presse ermuntere: Man möchte sich nicht exponieren, sich nicht anlegen mit Ärzten, Kliniken oder dem MDK, fürchtet die Reaktionen der Konkurrenz usw.

Wobei eine so defensive Haltung besonders häufig bei Frauen anzutreffen ist. Männliche Geschäftsführer engagieren sich viel häufiger als Öffentlichkeitsarbeiter für Pflege und damit auch in eigener Sache. Aber: Noch sind 85 Prozent der in der Pflege arbeitenden Menschen weiblich.

PRAXISTIPP
Machen Sie Ihre Mitarbeiter stark

Fachkompetenz 94 Prozent der Beschäftigten in Pflegediensten sind ausgebildet als Krankenpfleger/in oder Altenpfleger/in (Bundesministerium für Gesundheit): Eine enorme Fachkompetenz, die sich bislang viel zu bescheiden versteckt.

Hinweis auf Funktion und Fachlichkeit
Mitarbeiter, ob examiniert oder als Hilfskräfte, haben eine Funktion, ein Aufgabengebiet: Das wird erst dann deutlich, wenn dies zusätzlich auf dem Namensschild ausgewiesen wird. Sichtbar für Kunden, deren Angehörige und allen, denen die Mitarbeiter begegnen.

Bewusster Verzicht auf Vornamen
Früher war es üblich, Personal mit Vornamen anzureden. Im Friseurgewerbe hält sich diese Sitte ebenso hartnäckig wie in der Pflege, vermittelt aber ein schädliches Bild. Keiner Ihrer Klienten, der sich noch Namen merken kann, käme auf die Idee, seinen Hausarzt mit dessen Vornamen anzusprechen.

Dienstkleidung ist Berufskleidung
Die Dienstkleidung ist vor allem auch ein Bekenntnis zum eigenen Berufstand, zur beruflichen Kompetenz. Die „Pflegeuniform" ist ein wichtiges Symbol, sie verändert den Auftritt, macht selbstbewusster (Seite 52). Wir erwarten von solchermaßen gekennzeichneten Menschen entschlossenes und professionelles Verhalten, sie können sich nicht in der Anonymität verstecken und das sollte das Ziel sein.

Wertschätzung und spezielle Schulung
Wer die Eigeninitiative seiner Mitarbeiter fördert, ihr Engagement lobt und herausstellt (Seite 79) und ihre Kommunikationsfähigkeiten schulen lässt, stärkt ihnen den Rücken und macht sie so zu überzeugenden Vertretern ihres Berufsstandes.

Öffentlichkeitsarbeit auch privat

Pflegeberufe genießen ein nur geringes Ansehen. Die Autorinnen des o.g. Buchs empfehlen deshalb, stets eine Anekdote parat zu haben, die man zum Besten gibt, wenn es in einer Unterhaltung genau darum geht: Sie kann davon handeln, wie Erfahrung, Fachwissen und Einfühlungsvermögen einer Pflegekraft Menschen geholfen oder gerettet haben.

Männer in die Pflege holen – einen gerade erwachenden Trend nutzen

Im Rahmen eines Projekts hatte ich Gelegenheit, einen Vormittag lang mit einer ganzen Klasse einer Altenpflegeschule zu diskutieren. Besonders erfreulich daran war: Über ein Viertel waren junge Männer – künftige Altenpfleger, die sich ihrer Stärken bewusst sind und unbedingt etwas bewegen wollen.

Und weil es auch längst nicht mehr genügt, per Anzeige oder auf der Unternehmenswebseite Kandidatinnen für dringend zu besetzende Stellen zu suchen und Arbeitgeber in der Pflege sich deshalb aktiv und kreativ neuen Zielgruppen zuwenden müssen: Wie wäre es also mit Männern?

Schon in einer Studie aus dem Jahre 2005[1] äußerten sich männliche Altenpflegeschüler recht selbstbewusst und vielversprechend zu ihrem Selbstverständnis, hier einige Auszüge: „Es wird Zeit, dass wir kommen, es gibt genug alte Männer, die uns brauchen ... Männer bereichern die Frauenteams ... Viele Frauen wollen keine Männer pflegen und sind froh, wenn Männer die „schwierigen" Männer übernehmen ... Männer können besser Arbeit und Privatleben trennen ... psychische Belastungen kompensieren Männer meist mit sportlichen Betätigungen ... Männer mit „einer sozialen Ader", die sich für die Altenpflege entscheiden, zeigen das gleiche Einfühlungsvermögen wie Frauen, ebenso viel Sozialkompetenz, Motivation, Courage, Ausdauer, gute Nerven, Kreativität, Verantwortungsbereitschaft, Humor ... Wir haben eine Gabe, können etwas, was nicht jeder Mann kann."

Aber: Sogar noch acht Jahre später sind Jungen davon überzeugt, „dass pflegerische und erzieherische Berufe nicht von jungen Männern ergriffen würden, selbst wenn sie Interesse haben, weil die Berufe als feminisiert gelten. Außerdem

---

[1] Studie „Mehr Männer in den Altenpflegeberuf", Caritasverband der Diözese Rottenburg-Stuttgart e.V., Stuttgart 2005

sehen sie das Problem der schlechten Entlohnung, die ihrem Selbstverständnis als Familienernährer entgegensteht."[1]

Hier ist offenbar noch eine ganze Menge Imagearbeit gefragt – die Caritas-Studie spricht gar von einer vielfältigen und phantasievollen „Ermutigungskultur", um jungen Männern Tätigkeiten und Berufswege im sozialen und pflegerischen Bereich zu öffnen. Fangen wir damit an – es lohnt sich.

PRAXISTIPP

So geht Ermutigungskultur

Anfang? Informieren, aufklären, ermutigen – nur so kann „Pflege sichtbar, hörbar und einflussreicher" werden. Dazu empfehle ich die Lektüre des Buchs „Der Pflege eine Stimme geben" von den beiden amerikanischen Journalistinnen Bernice Buresh und Suzanne Gordon.

Alter? Wer glaubt, Männer in die Pflege zu bringen, hat allein mit Nachwuchsförderung zu an Schulen zu tun, der denkt offenbar nicht weit genug. Die o.g. Studie der Stuttgarter empfiehlt nämlich: „Für die Altenpflege sollten statt Schulabgänger vielmehr Männer angesprochen werden, die nach einem Zweit- und Umsteigerberuf suchen". Entscheidend sei offenbar eine frühere positive Begegnung etwa als Zivildienstleistender bzw. Bufdi mit dem Sozialen, um für einen späteren Suchprozess die Altenpflege in den Blick zu bekommen.

Anregungen? Für Ihre eigenen Bemühungen können Sie sich z. B. auch hier inspirieren lassen:

www.herzwerker.de Rubrik Altenpflege/Männersache: Informationsseite des bayerischen Staatsministeriums für Arbeit, Sozialordnung, Familie, Frauen

www.youjob-altenpflege.de Kampagne „Altenpflege.SocialNetworking 3.0" der hessischen Wohlfahrtsverbände und der Liga der Freien Wohlfahrtspflege Hessen e.V.

---

1   Studie „Jungen und Männer im Spagat: Zwischen Rollenbildern und Alltagspraxis", BMFSFJ, Berlin, September 2013

Mitarbeiter am Telefon – wie man Kunden für sich gewinnen kann

Meinen Kunden vermittle ich auf Wunsch gerne, welchen Eindruck ich erhalte, wenn ich in ihrem Pflegedienst anrufe. Oft bietet mein Feedback wenig Grund zur Freude, denn Kundenorientierung am Telefon gehört meist nicht zu den Stärken von Pflegeanbietern – ausgerechnet.

Jeder Anrufer in einem Pflegedienst sucht für ein Problem eine Lösung – diese zu erhalten, wird ihm oft genug schwer gemacht. Weil er aber ein Unternehmen kontaktiert, das soziale Dienstleistungen anbietet, darf seine Erwartungshaltung entsprechend anspruchsvoll sein.

Er wird seine Schlussfolgerungen daraus ziehen, wie er am Telefon empfangen wird, eine Auskunft erhält, ob man ihn an den richtigen Ansprechpartner weiterleitet oder wann er einen vereinbarten Rückruf erhält: Ist dieser Pflegeanbieter freundlich, servicestark, kompetent und zuverlässig? Möchte ich mich oder mein pflegebedürftiges Familienmitglied diesem Pflegedienst anvertrauen?

Schon die Erreichbarkeit lässt häufig zu wünschen übrig: Man muss zu lange warten, bevor jemand abnimmt oder eine automatische Rufweiterleitung erfolgt. Vormittags keine Seltenheit: Es meldet sich niemand. Klar verständliche Meldeformeln gibt es selten, manchmal allein deshalb, weil dem Mitarbeiter nicht ersichtlich ist, ob es sich um interne oder externe Anrufer handelt. Rufweiterleitungen sichern zwar die Erreichbarkeit. Erreicht ist aber nur der Eindruck von Unprofessionalität, wenn der verdatterte Mitarbeiter durch den Anrufer indirekt erfährt, dass er neben seiner eigentlichen Aufgabe nun vorübergehend auch noch die „Zentrale" repräsentiert.

Bis dahin hat sich im Unterbewusstsein des Anrufers bereits der Eindruck verankert „Was ist denn das für ein Laden?" Und das, noch bevor er die erste Frage gestellt hat. Ist er nun endlich bei einem Mitarbeiter angelangt, der das erklärungsbedürftige Thema „Pflegeleistungen" sicher, ausführlich, kompetent und gut verständlich kommunizieren kann?

Nur wenn dem Mitarbeiter das perfekt gelänge, könnte er die – leicht vermeidbaren – Fehler nämlich auf der ersten Teilstrecke noch irgendwie ausbügeln. Aber dafür müsste er schon ein wirklich exzellenter Telefonmarketing-Profi sein. Und welcher Pflegedienst hat schon das Glück, einen solchen zu beschäftigen?

Viel einfacher ist doch, das ganze Team regelmäßig darin zu schulen, sich einheitlich zu melden, freundlich Fragen und Wünsche entgegenzunehmen, Anrufer an die richtigen Ansprechpartner zu vermitteln, Rückrufwünsche sorgfältig zu bearbeiten.

So klappt's auch mit dem Kunden

Der erste Eindruck am Telefon

Legen Sie eine Meldeformel fest: Pflegedienstname, Abteilung/Funktion, vollständiger Mitarbeitername, möglicher Zusatz: „Was kann ich für Sie tun? Lassen Sie deutliches Sprechen üben, denn ein heruntergerasselter und deshalb unverständlicher Text ist kaum besser als ein hilfloses „Hallo?"

Freundlichkeit und Höflichkeit

Freundlich zu bleiben, ist manchmal schwierig. Deshalb vor dem Hörerabnehmen tief durchatmen und lächeln. Mit korrekter Höflichkeit übersteht man auch schwierige Situationen.

Gespräche richtig filtern und kompetent weiterleiten

Dafür an jedes Festnetztelefon bzw. jeden Arbeitsplatz eine Mitarbeiterliste mit Durchwahl und Funktion/Zuständigkeit legen und regelmäßig aktualisieren.

Kontaktdaten aufnehmen

Ein Formblock für Kontaktdaten dient Ungeübten als Leitfaden, die richtigen Fragen zu stellen. Unterwegs: Ein Miniblock für die Hosentasche oder die Notizfunktion in Handy oder Smartphone.

Technik richtig nutzen

Moderne Telefonsysteme sind für viele der Horror. Aber alle (!) Mitarbeiter müssen die wichtigsten Funktionen beherrschen. Denn nichts ist schlimmer, als einen Anrufer aus der Leitung zu werfen oder ihn in der Warteschleife „verhungern zu lassen".

Übernahme von Verantwortung

Mitarbeiter sollten, wenn möglich, die Klärung einer Anfrage selbst übernehmen und den Rückruf bis zu einem bestimmten Zeitpunkt zusagen. „Ich werde die Kollegin informieren oder ich kümmere mich darum, für Sie die Antwort zu finden". Pluspunkte sammelt, wer sich schon früher als versprochen mit einer hilfreichen Auskunft wieder zurückmeldet.

Interne und externe Gespräche

Externe Gespräche haben Vorrang vor internen. Es wird vereinbart, dass man mit einem kurzen Hinweis das interne Gespräch unterbricht und später zurückruft. Jedem muss klar sein, dass dies nicht unhöflich, sondern notwendig ist.

Gesprächsannahme

Ist ein Mitarbeiter nur einige Minuten abwesend, sollte sich jemand für das verwaiste Telefon verantwortlich fühlen. Falls technisch möglich: Telefon auf einen anderen Mitarbeiter umstellen, ihn aber unbedingt darüber informieren!

Mitarbeiterkompetenzen:
Was Wissensmanagement mit Public Relations zu tun hat

Ihre Mitarbeiter sind Ihre Botschafter. Nicht ausreichend informierte, unsichere Mitarbeiter aber hinterlassen die unterschwellige Botschaft: „In diesem Pflegedienst weiß aber auch keiner so recht Bescheid, oder?"

Wer übers Internet zu Ihnen findet, hat im Idealfall schon Informationen zu den Leistungen Ihres Unternehmens erhalten. Am Telefon bekommt er weitere Auskünfte von entsprechend geschulten Mitarbeitern. Was aber ist mit den Bekannten, Freunden und Nachbarn Ihrer Kunden, die mit Fragen an Ihre Pflegemitarbeiter herantreten, wenn diese gerade draußen unterwegs sind? Solche Kontakte sind besonders wertvoll für das Neukundengeschäft und prägen zudem die Außenwirkung Ihres Pflegedienstes.

Wie sorgt man dafür, dass Mitarbeiter bestens gerüstet sind, wenn sie sich plötzlich in einer solchen Botschafterrolle wiederfinden? Im Prinzip ist es ganz einfach: Jeder Pflegedienst verfügt über Ressourcen, die selten genutzt werden: Es sind die vielfältigen Kompetenzen seiner Mitarbeiter – ihr Fachwissen, ihre Fähigkeiten und ihre Lebens- und Berufserfahrung.

Fühlen sich alle Mitarbeiter gut informiert, können sie kompetenter Auskunft geben und erhalten vor allem Handlungssicherheit. Dabei geht es gar nicht darum, aus allen Mitarbeitern Beratungs- und Verkaufsprofis zu machen. Nicht jedem ist ein solches Talent in die Wiege gelegt. Aber wissen Sie, in welchem Ihrer Mitarbeiter entsprechende Ressourcen schlummern?

Um solche Entdeckungen zu machen, kann man in Teambesprechungen oder Workshops das Thema „Außenkontakte und Botschafterrolle" zur Sprache bringen: Wie ist das eigentlich, wenn man angesprochen wird? Was passiert da mit einem? Fühlt man sich gehemmt oder gibt man gerne Auskunft? Was würde mehr Sicherheit geben? Neben Mitarbeitern, die sich eher bedeckt halten, gibt es auch diejenigen, die bereitwillig von ihren Erlebnissen erzählen – und schon ist man auf dem besten Wege, Wissen und Erfahrungen zu teilen.

Wissen und Erfahrungen teilen mit System

**... denn Wissen ist die einzige Ressource,
die sich vermehrt, wenn man sie teilt.**

Voneinander lernen Diese Faktoren können Wissenstransfer verhindern: Zeitmangel, Unkenntnis über den bestehenden Wissensbedarf, aber auch eine Unternehmenskultur, die von Konkurrenzdenken, Normen, Privilegien und Tabus geprägt ist. Die größte Hürde ist der Glaubenssatz „Wissen ist Macht". Aber: So vielfältig wie die Lebens- und Berufsentwicklung jedes Mitarbeiters ist auch sein Wissen, von dem alle profitieren können. Der besondere Nebeneffekt: Wissen miteinander zu teilen, verbessert nicht allein den Kenntnisstand aller, es fördert auch die gegenseitige Wertschätzung.

Grundlagen schaffen Wann teilen Mitarbeiter bereitwillig ihr Fachwissen und ihre Erfahrungen mit den Kollegen? Vertrauen ist eine Voraussetzung dafür: Es entwickelt sich in kleinen Gruppen mit flachen Hierarchien, es kann gefördert werden durch gemeinsame Aktivitäten oder Teamtrainings, in denen außergewöhnliche Situationen gemeinsam bewältigt werden müssen. So entsteht eine mutigere Fragekultur und so wird jedem klar, dass die Fähigkeiten und Erfahrungen anderer oder die Sichtweisen von beruflichen Quereinsteigern oder Mitarbeitern aus anderen Kulturkreisen hilfreich für alle sein können.

Nachhaltige Strukturen entwickeln Damit sich Wissen besser teilen lässt, kann man vorhandene Technik optimal nutzen: Verwaltungssoftware für Pflegedienste oder Internet-Cloud-Dienste wie dropbox (am bekanntesten), owncloud (eigene Cloud-Festplatte), Rapid Share, SkyDrive (Microsoft), Google Drive, Apple iCloud oder Telekom Cloud bieten für jedermann im Team zugängliche Plattformen, auf denen man Fachartikel, PowerPoint-Folien von Vorträgen, kurze Lehrfilme oder Links zu bestimmten Themen hinterlegen und nutzen kann.

PR für Pflege bei Jugendlichen –
Interesse wecken durch Projekte

Was willst du mal werden? Altenpfleger, Krankenpfleger? Nö, bloß nicht! Pflegeberufe gelten als unattraktiv und unterbezahlt, Pflege hat bei Jugendlichen (und ihren Eltern) ein Imageproblem. Statt jedoch in das allgemeine Jammern einzustimmen, sollten die Akteure in der Pflege für ihren Berufstand werben, selbstbewusst Einblick geben in ihre Arbeit, aufklären, einladen, zum Mitmachen aktivieren.

Um junge Menschen für Pflegeberufe zu begeistern, muss man kreativ werden. Jugendliche haben heute kaum Berührungspunkte mit Menschen, die im Alter ihrer Großeltern sind. Dass anderen zu helfen zwar ganz schön anstrengend ist, die Freude und Dankbarkeit derjenigen, denen man hilft, aber geradezu Balsam für die eigene Seele sein kann – diese Erfahrung machen viel zu wenige in diesem Alter. Für den einen oder anderen wird sie möglicherweise zur Initialzündung für den späteren Berufswunsch.

Solche Schlüsselerlebnisse zu fördern, sollte daher auch das eigentliche Ziel aller Aktivitäten sein, die ein Pflegedienst im Bereich „Jugendarbeit" unternimmt. Der Weg führt dabei über die Pädagogen in Schulen, über Jugendleiter in örtlichen Vereinen, in Jugendzentren und Mehrgenerationenhäusern, in kirchlichen Jugendgruppen und bei Pfadfindern (freie und konfessionell gebundene).

Über allgemeine Informationsangebote für Lehrer und Jugendleiter werden erste Kontakte geknüpft, in Einzelgesprächen können Sie dann Unterrichtsprojekte oder Themen für Projektwochen anregen. Oft sind es ehrenamtlich angelegte Projekte wie Besuchsdienste, Vorlesen und Spazierengehen, Erzählnachmittage mit Zeitzeugen, PC-Kurse für Senioren. Finden Sie Gemeinsamkeiten und Themen, die sich besonders dafür eignen, Interesse und Verständnis für die ältere Generation zu wecken.

Ein Pflegedienst mit seinen Mitarbeiter, die hier bereitwillig ihre Unterstützung, Mitarbeit oder Begleitung anbieten, wird schnell zur Anlaufstelle für weitere Pädagogen. Wer signalisiert, für interessierte Schüler Praktikumsplätze freizuhalten, wird auch Anfragen erhalten. Ob man Pflegepraktikanten dann für eine Ausbildung gewinnen kann, ist dabei erst einmal eher zweitrangig. Wichtig ist doch, aktiv etwas für die Attraktivität des eigenen Berufstandes getan zu haben. Ganz abgesehen vom zusätzlichen PR-Effekt: Denn alle, mit denen Sie und Ihre Mitarbeiter auf diese Weise in Kontakt kommen, machen als Multiplikatoren Ihren Pflegedienst bekannter.

PRAXISTIPP

Das können Pflegekräfte für ein besseres Image ihres Berufsstandes tun

Informieren, motivieren, aktivieren Weil unsere Gesellschaft mit dem steigenden Anteil an alten Menschen vor großen Herausforderungen steht, sind alle gefragt. Deshalb werden Sie bei Menschen, die sich gesellschaftlich engagieren – beruflich oder ehrenamtlich – offene Ohren finden mit Ideen für gemeinsame Aktivitäten.

Initiieren, unterstützen, begleiten Oft genügt es, eine Idee zu präsentieren, Sie werden staunen, mit welcher Dynamik aus dem Anstoß tatsächlich ein Projekt wird, das sie beratend begleiten. Überlegen Sie, wo Sie in Ihrer Gemeinde, Ihrem Stadtteil die richtigen Ansprechpartner finden:

Schulen

In amerikanischen Schulen stellen Eltern ganz selbstverständlich ihren Beruf in der Klasse ihres Kindes vor. In Deutschland hingegen wird eher institutionalisiert und nüchtern, ohne diesen persönlichen Bezug, informiert: Arbeitsagenturen richten für Schulklassen entsprechende Infoveranstaltungen aus.

Halbwüchsige lassen sich so kaum für soziale Themen im Bereich der Altenpflege gewinnen. Aber weil „die Erfahrung nützlich zu sein, den Jugendlichen im herkömmlichen Schulbetrieb systematisch verwehrt wird" (Spiegel-Titelthema Pubertät, Ausgabe 15/2010), sind interdisziplinäre Projekte ein ideales Terrain dafür.

Jugendgruppen

Pfadfinder, ob nun konfessionell gebunden oder frei – z. B. Bund der Pfadfinder und Pfadfinderinnen e.V. BdP – fühlen sich der Einhaltung besonderer Werte verpflichtet: zu helfen und sich für andere einzusetzen, gehören dazu. Mit entsprechenden Angeboten für gemeinsame Aktionen ist man deshalb willkommen. Geschult durch viele Jahre sozialen Engagements ist bei den Älteren unter ihnen die Bereitschaft hoch, später tatsächlich einen sozialen Beruf zu ergreifen.

Vereine

In Sportvereinen, bei der freiwilligen Feuerwehr ist es üblich, dass sich ihre Mitglieder besonders für örtliche Sozialprojekte engagieren. Warum dort also nicht auch mal ein entsprechendes Altenhilfe-Projekt anregen?

Wir bilden aus!
Öffentlichkeitswirksam aktiv werden gegen den Nachwuchsmangel

Es wird viel getan, um für Jugendliche Ausbildungsplätze in Pflegeberufen zu schaffen: In einigen Bundesländern gibt es bereits eine Ausbildungsumlage für die Altenpflege – Betriebe, die nicht ausbilden, zahlen in einen Fonds, aus dem diejenigen Mittel erhalten, die Azubis beschäftigen. Baden-Württemberg tut dies beispielsweise seit 2006 mit Erfolg: Jedes Jahr kommen so in dem Bundesland rund 600 Pflegefachkräfte hinzu.

Wenn der Staat erst solche Anreize setzen muss, wird damit aber auch ganz deutlich: Zahlreiche potenzielle Ausbildungsbetriebe, die zwar ebenso unter Fachkräftemangel leiden wie ihre Mitbewerber, zahlen lieber, statt selbst auszubilden.

Gründe gibt es natürlich genug: zusätzlicher organisatorischer Aufwand, keine Zeit, zu teuer, die Befürchtung, dass am Ende der Ausbildung die frischgebackenen Fachkräfte dann doch den Betrieb verlassen usw. Wer etwas nicht will, findet dafür tausend Gründe. Wer dagegen etwas will, findet dafür auch Wege. Und wer immer nur die Nachteile sieht, verstellt sich damit leider auch den Blick auf die Vorteile, die sich daraus ergeben, wenn man als Pflegedienst selbst aktiv wird gegen die Fachkräftemisere.

„Wir bilden aus!" oder „Wir sind ein Ausbildungsbetrieb!" Jeder kennt die Aufkleber deutscher Handwerksbetriebe. Daraus spricht Stolz auf die eigene Zunft und die Überzeugung: „Wir sind so gut, dass andere von uns lernen können." Die Image fördernde Wirkung jedoch geht noch viel weiter: Weil sich der Betrieb um die Qualifizierung derer kümmert, die später unsere Rente bezahlen, übernimmt er sogar gesellschaftliche Verantwortung.

Handelt es sich gar um ein Unternehmen, das im sozialen Bereich tätig ist, liegen weitere unterschwellig wirkende Assoziationen nahe, etwa Engagement, Fürsorge, Wertevermittlung, Förderung, Vorsorge, Miteinander der Generationen. Unschätzbar ist zudem der Marketingeffekt: Azubis sind wichtige Multiplikatoren, Teil sozialer Netzwerke – im Internet wie im realen Leben – und ganz nebenbei auch Enkel!

PRAXISTIPP

Grundlagen schaffen für eine Ausbildung in der Pflege

Aufklären und informieren Kontaktieren Sie Rektoren benachbarter allgemeinbildender Schulen, werben Sie um Azubis auf Berufsinformationsmessen. Bieten Sie neben Unterstützung im Bereich Berufsinformation, Projektmitarbeit oder -begleitung auch Praktikumsplätze für Schüler an oder die Möglichkeit ehrenamtlich tätig zu werden.

Animieren und begeistern Einen Beruf zu wählen, der als wenig sexy gilt, unattraktive Arbeitszeiten und geringe Entlohnung bietet – dafür muss man in der Tat erstmal Begeisterung wecken. Weil Jugendliche außerdem nur selten kranke oder alte Menschen erleben, ist es kein Wunder, dass sich das Interesse in Grenzen hält. Zeigen Sie, was Berufe in der Pflege so interessant und bereichernd macht und was man dafür mitbringen muss: Empathie, Kreativität, Professionalität, Organisationstalent. Präsentieren Sie sich selbstbewusst: Kranken- bzw. Altenpflegekräfte üben einen anspruchs- und verantwortungsvollen Beruf aus.

Perspektiven zeigen und Versprechen halten Ob und wie lange Azubis nach bestandener Prüfung in Ihrem Pflegedienst bleiben, darauf haben Sie großen Einfluss. Finden Sie eine Balance zwischen richtig fördern und fordern. Begleiten Sie vertrauensvoll und vermitteln Sie rechtzeitig Perspektiven im Unternehmen mit Weiterentwicklungs- und Aufstiegschancen, Gestaltungsräumen. Wer „einen Laden von der Pike auf kennt", gehört später zu den besten Führungskräften.

Arbeitgebermarketing I – Mitarbeiter gewinnen und halten mit Familienfreundlichkeit

Pflegefachkräfte sind gesucht und stimmen deshalb inzwischen „mit den Füßen ab". Will ein Unternehmen also attraktiv sein, muss dem potenziellen Bewerber deutlich werden, was für dieses Unternehmen spricht. Ganz ähnlich wie beim Produktmarketing kommt es darauf an, seine Zielgruppe und ihre Wünsche zu kennen und sich gut zu verkaufen. Man spricht dann auch von „Arbeitgebermarketing" oder auch „Employer Branding".

Halten Sie als Arbeitgeber das passende Angebot bereit und zeigen Sie unverwechselbare Eigenschaften und damit hohen Wiedererkennungswert, dann wird Ihr Pflegedienst eine begehrte „Arbeitgebermarke". Sie sind dann am Ziel, wenn Ihr Unternehmen nur noch Initiativbewerbungen erhält.

Auf dem leergefegten Arbeitsmarkt „Pflegefachkräfte" zu finden, ist teuer, mühsam und oft erfolglos. Überdenken Sie Ihre bisherige Strategie und setzen Sie zum Beispiel auf Rückkehrerinnen: Es gibt handfeste Gründe dafür, warum sich weibliche Pflegekräfte dem Arbeitsmarkt entziehen oder gerade dabei sind, ihn zu verlassen: Sie befinden sich z. B. in der Familienphase und finden für eine berufliche Tätigkeit keine verlässlichen Bedingungen (Kinderbetreuung, Betreuung von pflegebedürftigen Angehörigen, Arbeitszeiten). Oder sie wollen zwar nach der Familienpause in ihren Beruf zurück, sind aber nicht auf dem aktuellen Wissensstand. Und schließlich gibt es Pflegekräfte, die ihrem Beruf aus gesundheitlichen Gründen den Rücken kehren oder gekehrt haben und deren Fachwissen und Berufserfahrung den Unternehmen verloren geht.

Schaut man sich auf Arbeitgeberbewertungsportalen im Internet um, dann wird schnell klar, worauf es Arbeitnehmern besonders ankommt: Atmosphäre, Zusammenhalt, Kommunikation, Work-Life-Balance, Förderung, Weiterbildung, Verständnis, Mitwirkung, Stärkung. Wer diese Aspekte fördert und berücksichtigt, ist auf dem besten Weg, ein begehrter Arbeitgeber mit klar erkennbarem Markenkern zu werden: Die wertschätzende Unternehmenskultur – sie wird in jedem Unternehmen anders gelebt und ist so individuell wie ein Fingerabdruck.

PRAXISTIPP

Wie machen es die anderen?

Abstimmung mit den Füßen Das Arbeitgeberbewertungsportal Famany, (www.famany.com) widmet sich ausschließlich der „Vereinbarkeit von Beruf und Familie" und bewertet Wohlfühlfaktor, Karrierefaktor, Verständnis, Engagement und Förderung.

Mehr Kriterien gibt es bei KUNUNU (www.kununu.de): Hier werden bewertet: Vorgesetztenverhalten, Kollegenzusammenhalt, interessante Aufgaben, Arbeitsatmosphäre, Kommunikation, Arbeitsbedingungen (Räume, Zeiten ...), Work-Life-Balance, Gleichberechtigung, Umgang mit Kollegen, Karriere, Weiterbildung, Gehalt und Benefits, Umwelt-/Sozialbewusstsein, Image.

Zwei Bereiche beleuchtet das Portal „Mein Chef" (www.meinchef.de): Bewertungen werden für den Chef in sechs Kriterien vergeben: lobt/kritisiert konstruktiv und zeitnah, überzeugt durch soziale Kompetenz, fördert eigenverantwortliches Handeln, trifft nachvollziehbare Entscheidungen, beteiligt Mitarbeiter an Entscheidungsprozessen, setzt klare Ziele und gibt präzise Aufgabenstellungen. Das Unternehmen erhält dann Bewertungen in zehn Kriterien: Kollegen, Kommunikation, Gehalt, Karriere/Weiterbildung, Arbeit, Arbeitsbedingungen, Work-Life-Balance, Chancengleichheit, Unternehmenskultur, Image.

Arbeitszufriedenheit fördern Interessante Dokumentation des Projekts „Pflege-Wert" – Wertschätzung erkennen – fördern – erleben, ISBN 978-3-940054-28-9 erschienen beim Kuratorium deutschen Altershilfe (KDA).

Abgucken erwünscht Von fast 5.000 Unternehmen im „Netzwerk Erfolgsfaktor Familie" sind bis lang gerade mal 60 (Stand: Januar 2014) aus dem Bereich Pflege/Altenpflege www.erfolgsfaktor-familie.de. Werden Sie dort Mitglied und profitieren Sie von Best-Practice-Beispielen, vom Austauch, von der Wissensplattform und von Unternehmenswettbewerben.

Anerkennung im Wettbewerb Bei „great place to work" durch Mitarbeiterbefragung die Qualität der Arbeitsplatzkultur prüfen und im Wettbewerb

als „attraktiver Arbeitgeber im Gesundheits- und Sozialwesen" gewinnen
www.greatplacetowork.de

Attraktiver Arbeitgeber Pflege Das Branchenprüfsystem aap für ambulante und stationäre Einrichtungen, das der Unternehmensberater Olav Sehlbach mit Vincentz Network entwickelt hat, prüft in vier Kategorien anhand von 35 Fragestellungen www.attraktiver-arbeitgeber-pflege.de

Arbeitgebermarketing II:
Die Ressource „Liebe zum Beruf" wertschätzen

Leidenschaft und langer Atem: In der Kranken- und Altenpflege werden Menschen mit Empathie, Kreativität und Sensibilität gebraucht: Trost spenden, zuhören können, Wärme und Offenheit zeigen, sind Fähigkeiten, die vor allem Kranken- und Altenpfleger/innen in einem besonderen Maß besitzen.

Viele von ihnen sind „Überzeugungstäter" und würden ihren Beruf jederzeit wieder ergreifen: „Ich liebe meinen Beruf und werde ihn mir auch nicht vom Druck des Qualitätssicherungsgesetzes oder der Pflegeversicherung kaputtmachen lassen", schreibt „Christine" im Forum Pflegenetzwerk. Und nach 33 Jahren Altenpflege sagt die PDL Ilona Lilienthal: „Um das „Helfen wollen" als Motivation für den Beruf sollte es bei der Entscheidung für den Beruf in erster Linie gar nicht gehen. Ich muss nur Menschen einfach mögen und selbst gern Freude haben" (Komm her, wo soll ich hin?, Westend Verlag, Frankfurt, 2012).

Im Stressreport Deutschland 2012 (Bundesanstalt für Arbeitsschutz und -medizin) findet man neben Stressfaktoren wie Multitasking (58 Prozent), Termin- und Leistungsdruck (52 Prozent) und Unterbrechungen bei der Arbeit (44 Prozent) aber auch dies: In keiner anderen Branche erfahren die Mitarbeiter eine stärkere soziale Unterstützung als in den Gesundheits- und Sozialberufen: zu 89 Prozent von den Kollegen und weil sie sich als Teil einer Gemeinschaft empfinden (85 Prozent).

Aus diesen ganz unterschiedlichen Informationen lässt sich schließen: Menschen, die in sozialen Berufen arbeiten, geht es nicht in erster Linie ums Geld! Vielmehr zählen offenbar andere Faktoren: Atmosphäre, Kollegen, Kommunikation, Verständnis, Mitwirkung, Stärkung – all das lässt sich zusammenfassen unter dem Begriff Wertschätzung. Wo sie geleistet und gelebt wird, bleiben die Kranken- und Altenpfleger/innen – auch unter vorübergehend schwierigen

Bedingungen – aus Leidenschaft ihrem Beruf treu. Von kurzsichtigen „Verhei-zern" in der Branche wird diese Ressource aber noch allzu oft gewissenlos ver-nichtet. Diesen Verlust gleicht auch die beste Nachwuchsförderung nicht aus.

PRAXIS-TIPP

Viele Facetten von Wertschätzung – und wie man sie fördert

Geben und Nehmen Wertschätzung ist ein Grundbedürfnis und eine Haltung, die sich in wohlwollender Aufmerksamkeit für andere zeigt und in kommunikativem Verhalten ausdrückt. Empfangene und gegebene Wertschätzung vergrößern das Selbstwertgefühl bei Empfänger und Geber.

Fünf Ebenen der Wertschätzung gibt es: 1. Man erhält sie von Kunden und Ange-hörigen oder 2. von Kollegen und Vorgesetzten. 3. Mitarbeiter erhalten sie, weil sie Teil einer Organisation/eines Unternehmens sind (Corporate Identity), oder 4. weil Ihr Berufsstand durch Gesellschaft und Umwelt entsprechende Anerken-nung genießt. Und schließlich 5. die Selbstwertschätzung. Letztere entsteht durch den Stolz auf die eigene Arbeit bzw. Leistung. Dafür müssen aber nicht nur Bedin-gungen vorliegen, die Pflegenden erlauben ihren Beruf angemessen auszuüben. Gerade Selbstwertschätzung ist in der Pflegebranche häufig unterentwickelt, lässt sich aber fördern (Seite 84).

Maßnahmen können sogenannte Pflege-Erfolgsbesprechungen sein: Sie unter-stützen Pflegende, ihr eigenes erfolgreiches pflegerisches Handeln zu identifizie-ren und auch anzuerkennen („Ich sehe, was ich täglich leiste.") Arbeitgeber in der Pflege lernen die Wirksamkeit von Erfolgsbesprechungen kennen, wenn sie Mitar-beiter anleiten, den Blick auf vergangene Arbeit zu lenken und wirksame Strategien der eigenen Arbeit bewusst und sichtbar werden zu lassen. Man findet die ent-sprechenden Handlungsempfehlungen auf www.pflegewert.info. Zum Verbund-projekt „PflegeWert" haben sich zwei Forschungseinrichtungen und zwei Träger mit ihren Pflegeeinrichtungen zusammengefunden, um im Rahmen der Ausschrei-bung „Dienstleistungsqualität durch professionelle Arbeit" neue Erkenntnisse zum Zusammenhang von Wertschätzung und Produzentenstolz in der Dienstleistungs-arbeit zu entwickeln. Daraus sind fünf Broschüren und ein Handbuch (siehe Lese-tipps) entstanden.

Neue Qualität Wertschätzung in Form von Mitwirkung, Teamwork, Work-Life-Balance, Förderung, Weiterbildung, Gesundheitsmanagement (BGM): Die „Initiative für eine neue Qualität in der Arbeit" bietet u.a. die „Sammelmappe Handlungshilfen gesunde Pflege" www.inqa.de: Sie umfasst Handlungshilfen für eine gesunde Pflege: von Leitfaden für Personalgespräche über Instrumente zur Umsetzung von gesundheitsförderlichen Arbeitsgestaltungsmaßnahmen bis hin zu einem Formular zur systematischen Beschwerdeerfassung und einem Beispiel für eine gute Dienstplangestaltung. Diese praxisnahen Instrumente unterstützen dabei, die Qualität der Arbeit und die Gesundheit von Pflegekräften nachhaltig zu verbessern. Die Mappe wird fortlaufend aktualisiert.

Das Partnerprojekt der „Initiative für eine neue Qualität in der Arbeit" heißt PsyGa („Psychische Gesundheit in der Arbeitswelt"). Sie hat zur psychischen Gesundheit die Broschüre „Kein Stress mit dem Stress" herausgegeben www.psyga.info.

4 Den Kunden im Blick: Marketing

„Der Köder muss dem Fisch schmecken, nicht dem Angler" – nutzwertorientierte Kundenkommunikation und kundenorientierte Angebote

Kundenbefragung –
kennen Sie tatsächlich die Wünsche Ihrer Kunden?

Das Internet als großer Marktplatz und Ort, an dem man die Mitbewerber und ihre Angebote leicht miteinander vergleichen kann, hat dafür gesorgt, dass sich auch ganz allmählich das Servicebewusstsein in Deutschland wandelt. Und so untersucht mittlerweile jeder erfolgsorientierte und erfolgreiche Dienstleister in regelmäßigen zeitlichen Abständen mithilfe eines mehr oder weniger umfangreichen Fragebogens, ob die eigenen Kunden mit seinem Service zufrieden waren.

Auf diese Weise erfährt er nicht nur, in welchen Bereichen seines Angebots es noch Verbesserungsmöglichkeiten gibt. Durch eine entsprechende Fragestellung lässt sich auch ermitteln, ob sich nach Jahren des möglicherweise immer gleichen Angebots auch der Bedarf geändert hat: Denn treue Kunden werden älter und ihre Ansprüche wandeln sich mit der Zeit und neue Kunden benötigen vielleicht neuartige Leistungen oder haben inzwischen eine ganz andere Erwartungshaltung als noch vor fünf oder zehn Jahren.

In vielen Punkten betrifft das auch Pflegedienste: Viele Angehörige von pflegebedürftigen Menschen gehören schon einer Generation an, die das Internet nutzt, um Leistungen und Angebote konkurrierender Unternehmen miteinander zu vergleichen. Das schärft nicht nur ihren Blick, es macht sie automatisch auch wesentlich kritischer. Es sollte aber auch dazu führen, dass die Pflegeanbieter selbst eigene Verfahren entwickeln, mit deren Hilfe sie sich mit ihren Mitbewerbern vergleichen und messen können.

Solche Benchmarking-Verfahren im Segment Kundenzufriedenheit sind in vielen Branchen schon lange üblich. Ambulante Pflegeunternehmen tun deshalb ebenfalls gut daran, diesen Vergleich nicht zu scheuen. Ohnehin gibt es in diesem Bereich mit der Vergabe der MDK-Pflegenoten schon ein offizielles „Benchmarking" in Form einer „Kundenbefragung": Den in die MDK-Prüfung einbezogenen Leistungsbeziehern stellen die Prüfer insgesamt 14 Fragen zu ihrer Zufriedenheit mit dem jeweiligen Pflegedienst. Die Frage ist nur: Erhalten Sie auf diese Weise tatsächlich die Antworten von ihren Kunden, die ihr Unternehmen auch weiter nach vorne bringen?

Frage-Antwort-Spiel

Wenn Sie die Meinung Ihrer Kunden differenzierter ergründen möchten, holen Sie sich ruhig ein paar Anregungen. Bei der Fragebogenentwicklung für eine Kundenbefragung muss man das Rad nicht neu erfinden, selbst Fragen formulieren und eine geeignete Methodik dazu entwickeln. Mittlerweile gibt es nämlich entsprechende Vorlagen und Anregungen im Internet, die sich für Ihre eigenen Zwecke entsprechend modifizieren lassen.

Haben Sie allerdings die Fragen einmal festgelegt und für eine Befragung verwendet, sollten Sie diese Form nicht mehr ändern. Es lassen sich die Ergebnisse und Werte späterer Befragungen nur miteinander vergleichen, wenn sich die Parameter inzwischen nicht verändert haben.

Wer sich gerne an den Vorgaben des MDK orientieren möchte, der findet die entsprechenden Fragen in der „Prüfanleitung für die ambulante Pflege" auf den Seiten 38 und 39. Zu jeder Frage gibt es zwischen drei und sechs Antwortmöglichkeiten: 14 Fragen des MDK an die Kunden: www.mdk.de/media/pdf/Anleitung_amb_10112005.pdf

Dem Urteil der Kunden kann man sich auch mit einem individuell konfigurierbaren Musterformular stellen: 27 Fragen verteilen sich auf die Bereiche Mitarbeiterqualität, Pflege- und Betreuungsqualität, Information/Beratung/Service, Verwaltung und Pflegedienstbeurteilung. Antworten sind mithilfe von drei Smiley-Symbolen möglich (Freude, neutral, Missfallen). Weitere 15 Fragen zum Ankreuzen beziehen sich allein auf zusätzlich gewünschte, privat zu bezahlende Leistungsangebote. Aus diesem Fragenkatalog können Sie einen eigenen Erhebungsbogen entwickeln: www.pqsg.de/seiten/openpqsg/hintergrund-kundenzufriedenheit2.htm

Den geringsten Aufwand hat, wer einen Komplettservice bucht: Sie erhalten fertig konfektionierte Fragebögen mit 27 Fragen, deren Antwortmöglichkeiten dem Schulnotensystem von 1 bis 6 entsprechen. Die Ergebniserfassung der ausgefüllten Fragenbögen und eine Auswertung der Antworten übernimmt auf Wunsch ein externes Unternehmen für einen Paketpreis: www.sehlbach.de/index.php/statisch/C12/10/Haeusliche_Pflege_Kundenbefragung

Seltene Beschwerden?
Kein Indiz für hohe Kundenzufriedenheit

Ein funktionierendes Beschwerdemanagement implementieren – leichter gesagt als getan. Tatsache aber ist, dass davon eine ganze Menge für Ihren Pflegedienst abhängt. Denn Untersuchungen zeigen, dass ein unzufriedener Kunde bis zu elf Mal bei anderen seinem Unmut Luft macht, ein zufriedener Kunde sein Lob aber nur etwa drei weiteren Menschen kundtut: Sind von 100 Kunden nur 25 nicht zufrieden, dann wissen das bald bis zu 275 andere in deren Umfeld. Die viel größere Gruppe der Zufriedenen, also immerhin 75 Menschen, sind weniger aktiv, denn sie informieren gerade mal 225 Menschen darüber.

Sie erhalten gar nicht so viele Beschwerden? Das ist nicht wirklich ein gutes Zeichen und kann einfach nur bedeuten, dass Ihr Pflegedienst es seinen Kunden nicht besonders leicht macht, sich zu beschweren oder dass Beanstandungen zwar geäußert, aber nicht weitergegeben, verschleppt oder abgewimmelt werden. Dies birgt die Gefahr, dass Kunden ihren Ärger lieber extern kommunizieren und nicht mit Ihren Mitarbeitern. Fehlt also eine bestimmte Systematik, Beschwerden zu erfassen und zielführend zu bearbeiten, tickt, was die Außenwirkung angeht, eine Zeitbombe in Ihrem Pflegedienst.

Pflegeanbieter, die mit Eigenschaften wie hoher Servicebereitschaft und Qualität für sich werben, müssen diesen Versprechen auch spürbare Taten folgen lassen. Denn nur wer an sich arbeitet, kann sich verbessern oder ein hohes Niveau halten. Bestehende Defizite erkennt man aber oft erst, wenn man von Kunden Rückmeldungen in Form von Kritik erhält. Dafür stehen verschiedene Mittel zur Verfügung: regelmäßige Kundenbefragungen ebenso wie die Beschwerdestimulation. So vermitteln Sie Kunden und deren Angehörigen, dass Kritik willkommen ist, dass Ihr Pflegedienst aus Fehlern lernen will. Jede nachhaltige Lösung und Verbesserung wird dann besonders positiv registriert.

Damit Ihre Mitarbeiter mit Beschwerden möglichst „beschwerdefrei" umgehen können, braucht es Aufklärung und regelmäßige Schulung im Umgang mit Klagen. Denn wer bleibt schon gelassen, wenn seine Leistung, er selbst, der Arbeitgeber oder bestimmte Abläufe in der Kritik stehen? Souverän und positiv Beanstandungen aufzunehmen, ohne in Abwehrreaktionen zu verfallen, das will gelernt sein. Mitarbeiter mit ausgebildeten Kompetenzen in Kommunikation, Fragetechnik und Konfliktbewältigung sind deshalb Ihre besten Öffentlichkeitsarbeiter.

PRAXISTIPP

Machen Sie den Weg frei für Beschwerden

Sich zu beschweren, kostet die meisten Menschen Überwindung. Entfernen Sie deshalb alle Barrieren, indem Sie umfassend über die Beschwerdemöglichkeiten informieren und signalisieren, dass Beschwerden willkommen sind. Schaffen Sie regelrechte Plattformen für Beschwerden: Angehörigenabende, feste Sprechstunden für telefonische oder persönliche Beschwerden, Strukturen wie spezielle Erfassungsformulare für Beschwerden, Pflegevisiten mit festen Anteil für Beschwerdeaufnahme, regelmäßige Kundenumfragen.

Und das haben Sie davon: Sie können Beschwerden kanalisieren und systematisch bearbeiten. Suchen Sie für diese Aufgabe eine/n geeignete/n Mitarbeiter/in aus, die zum festen Ansprechpartner wird und zusammen mit den Kollegen des jeweils von der Beschwerde betroffenen Bereichs analysiert und Lösungen erarbeitet – idealerweise, indem die oft verblüffend praktischen Anregungen der Beschwerdeführer einbezogen werden.

Gehen Sie so vor: Beschwerden stimulieren, sammeln, erfassen, bearbeiten/ Lösung finden und umsetzen, später unbedingt die Zufriedenheit ergründen. Den Beschwerdeführer ernst nehmen – auch dies ist eine Form der Wertschätzung: „Meine Beschwerde hat einen Service verbessert oder eine Verhaltensänderung eingeleitet!" Und das sind die verschiedenen Formen der Kundenbeschwerde:

Mit einer **Beschwerde** drückt ein Kunde seine Unzufriedenheit aus und fordert eine Änderung oder Verbesserung der beanstandeten Defizite.

Folgebeschwerden sind stets eine Reaktion auf die unzureichende Abwicklung einer ersten Beschwerde. Die Verärgerung beim Kunden steigt und ist berechtigt, denn er fühlt sich nicht ernst genommen – ein Umstand, der Ihren Pflegedienst in die Defensive zwingt: Sie sollten dann zusätzlich zur eigentlichen Lösung noch eine angemessene Wiedergutmachung leisten.

Die **Reklamation** ist eine rechtsrelevante Form der Beschwerde, weil sie sich auf rechtlich bindende Vereinbarungen bezieht (z. B. im Pflegevertrag).

Zufallsbeschwerden ergeben sich zwischen „Tür und Angel", z. B. wenn ein Angehöriger gerade zu Besuch ist („Gut, dass ich Sie treffe ...). Meist wird sie auch nicht schriftlich festgehalten und geht deshalb bei Stress und unter Zeitdruck gerne einfach mal unter. Abhilfe schaffen zum Beispiel feste Sprechstunden oder Ansprechpartnerin mit Beschwerde-Telefonnummer. Führt jeder Mitarbeiter deren Visitenkarte mit sich, kann er sie bei Bedarf an den Beschwerdeführer weitergeben mit der freundlichen Bitte, doch telefonischen Kontakt aufzunehmen.

Kontaktdaten –
wie man diese wertvolle Marketing-Ressource optimal nutzen kann

Entwicklungsgeschichtlich gesehen stammt der moderne Mensch von den steinzeitlichen Jägern und Sammlern ab. Wer für seinen Pflegedienst effektiv Marketing betreiben möchte, der sollte sich ruhig von den Tugenden seiner Vorfahren inspirieren lassen und kontinuierlich Jagd machen auf die Kontaktdaten potenzieller Neukunden, diese sammeln, pflegen und wirtschaftlich nutzen.

Im Pflegedienst-Alltag werden aber immer wieder Gelegenheiten verpasst, systematisch Daten von Interessenten zu erfassen. Oder es werden zwar Anfragen bearbeitet, die erhobenen Daten aber nicht mehr weiter für das Marketing verwendet. Ohne zentrale Datensammlung mit einer Ordnung nach Kategorien, ohne regelmäßige Aktualisierung oder Wiedervorlagefunktion (CRM = Customer Relationship Management), schlafen solche Kontakte schließlich unbemerkt und ungenutzt ein.

Mitbewerber, die diesen Bereich besser organisiert haben, sind Ihnen voraus und machen aus ihren Erstkontakten spätere Kunden. Denn Interessenten, die in Ihrer Region mehrere Pflegedienste um Informationen gebeten haben, merken ganz schnell, welcher Anbieter nicht nur einmalig Informationen schickt, sondern sich auch danach noch kümmert und weiter bemüht.

Das macht Eindruck – und zwar deshalb, weil dieses Verhalten grundsätzlich auf gute Organisationsstrukturen und hohe Verlässlichkeit schließen lässt. Die Folge: Ein enormer Vertrauensgewinn bei den interessierten Pflegekunden und ihren Angehörigen – und schließlich die Entscheidung für den Konkurrenten.

Selbst dann, wenn aus einem ersten Kontakt nicht sogleich ein Kunde wird, sind seine Daten langfristig gesehen besonders wertvoll. Halten Sie Ihre Kontakte „bei der Stange", indem Sie regelmäßig auf Leistungen, besondere Angebote, Aktionen oder Veranstaltungen Ihres Pflegedienstes aufmerksam machen oder kostenlos nützliche Informationen rund um die Pflege liefern, Grüße oder Aufmerksamkeiten zu besonderen Anlässen (Weihnachten, Neujahr, Ostern, Geburtstage) versenden.

Lassen Sie Ihre Kontaktdatensammlung wachsen und pflegen Sie sie sorgsam wie eine geliebte Zimmerpflanze. Dann wird aus manchem Kontakt mittelfristig ein Kunde, andere hingegen werden zu Multiplikatoren, die Ihren Dienst weiterempfehlen, weil er sich immer wieder positiv in ihr Gedächtnis bringt.

PRAXISTIPP

Jagen und Sammeln mit System

Jagen Kontaktdaten erheben: Entwickeln Sie für Ihre Mitarbeiter am Telefon Kontaktformulare mit allen abzufragenden Kriterien (s.u.). Achten Sie darauf, dass auch die Anfragemaske auf der Internetseite diese Kriterien berücksichtigt. Nutzen Sie jede Gelegenheit (z. B. Nachbarn von Kunden ansprechen) und Veranstaltung (Info-Abend, Stammtisch, Selbsthilfegruppe, Vereine, Initiativen, Infostand, Tag der offenen Tür, Gewinnspiel usw.), um Kontaktdaten von Betroffenen und Angehörigen zu ermitteln.

Sammeln Kontakte ordnen und verwalten: Überlegen Sie, welche Ordnungskriterien für Sie interessant sind und legen Sie eine Form fest, in der sich die Kontakte je nach Wahl des Kriteriums entsprechend sortieren lassen: alphabetisch, Geburtstag, nach Interessen/Bedarf an Leistungen oder nach erfolgter Kontaktart, z. B. Veranstaltung, telefonische Anfrage, Kontakt über Internet (E-Mail-Adressen), Flyer (Aufsteller oder Verteilung) oder Empfehlung. Vermerken Sie individuelle Informationen über die Kontaktperson/en in einem Extra-Feld, z. B. Ehemann (82) Demenz Stufe 1, Ehefrau (79) versorgt ihn allein, Stand: Februar 2014.

Erfahrungsgemäß erleichtern die Verwaltungsprogramme der meisten Pflegedienst-Software-Anbieter den organisatorischen Aufwand für die Aufnahme von Personendaten und halten auch Funktionen für Mailing-Aktionen und Aktualisierungen bereit. Klären Sie aber zuvor intern ab, wer neue Ordnungskriterien vergeben und -strukturen anlegen darf, wer die Daten auf Aktualität prüft oder neue einpflegt. Prüfen Sie mindestens einmal pro Jahr alle Datensätze auf Richtigkeit und Vollständigkeit und das am besten telefonisch oder persönlich als nur auf schriftlichem Wege. Das ist nicht nur verlässlicher, sondern klassische Beziehungspflege (Public Relations).

Nutzen Gezielt und ohne Streuverlust werben: Nutzen Sie die Adressdaten für das regelmäßige Versenden von Informationen, Einladungen, Anschreiben, Glückwünschen (bei E-Mailadressen auch für Newsletter). Prüfen Sie in kürzeren Abständen Einträge mit individuellen Bemerkungen und haken Sie nach, denn Lebensumstände und Unterstützungsbedarf verändern sich oft rascher als von den Betroffenen zuvor angenommen (Beispiel oben: Angebot von stundenweiser Demenzbetreuung des Gatten als Entlastung für die Ehefrau).

Beziehungspflege –
Kundeninformationen, Merkblätter, Kundenzeitschrift

Regelmäßige Informationen für Kunden folgen dem bewährten Marketingprinzip „Steter Tropfen höhlt den Stein": Durch fortwährende Kontaktaufnahme stellt ein Unternehmen eine Bindung zum Kunden her und festigt diese. Damit der Kunde die Kontaktpflege positiv und nicht etwa als lästig empfindet, muss das Mittel der Ansprache so konzipiert sein, dass er seinen Inhalt als nützlich und bereichernd empfindet. Bloße Werbung wird abgelehnt.

Im ambulanten Bereich ist Beziehungspflege die eigentliche Geschäftsgrundlage. Hat der tägliche persönliche Kontakt ein Verhältnis zwischen Mitarbeitern und Kunden geschaffen, das von gegenseitiger Wertschätzung und Anteilnahme geprägt ist, dann ist ein Idealzustand erreicht. Eine zusätzliche Ansprache auf einer anderen Ebene scheint in solch einem Fall also nicht nötig.

Tatsächlich aber ist die Beziehung zu den Kunden und zu ihren Angehörigen oft doch nicht ganz frei von Irritationen unterschiedlichster Art. Und außerdem gibt es oft allgemeinen Klärungsbedarf oder Informationen, die sich für die rein mündliche Weitergabe durch die Mitarbeiter kaum eignen – aus dem Themenbereich der Pflege und aus dem Unternehmen selbst.

Einem Pflegedienst, der für seine Kunden ein Instrument schafft, mit dem er erklärungsbedürftige Änderungen in Unternehmen oder Pflegegesetzgebung aufbereiten kann, bieten sich gleich mehrere Vorteile:

» Er sorgt für Grundvertrauen, indem er eine offene, transparente Informationspolitik betreibt.

» Er zeigt fachliche Kompetenz, wenn er für Pflegelaien komplizierte Sachverhalte klar und vereinfacht darstellt.

» Er erleichtert seinen Kunden den Zugang zum Thema Pflege und bekommt so nach und nach „mündige" Kunden mit Zutrauen auch in neuartige Service- und Beratungsangebote. Solchermaßen aufgeklärte Kunden sind dafür erfahrungsgemäß wesentlich aufgeschlossener als ängstliche, verunsicherte oder schlecht informierte.

Die eigenen Kunden, deren Angehörige, ehrenamtliche Mitarbeiter oder Kooperationspartner sind für einen Pflegedienst wichtige Multiplikatoren. Sie alle über Ihre Aktivitäten, Mitarbeiter, Veranstaltungen, Erfolge und Organisatorisches auf dem Laufenden zu halten, ist deshalb besonders effektive Öffentlichkeitsarbeit.

So werden Sie zum kompetenten Infoanbieter

Erfolgt die Kundenansprache nicht allein über die Mitarbeiter, sieht der Kunde den Pflegedienst aus einer anderen Perspektive. Nutzen Sie diese Chance für Ihr Unternehmen mit folgenden Angeboten:

Merkblätter
> **Prinzip:** DIN A-4 Blätter mit Firmenlogo bieten Kurzinfos aus dem Unternehmen: neue Mitarbeiter, Organisatorisches (Bürozeiten, Ansprechpartner), Termine, Veranstaltungen (Schulungen, Feste, Ausflüge), Aktionen, Angebote, Pflege (neue Regelungen, Infos von Verbänden, Kranken- und Pflegekassen).

> **Erscheinungsweise:** nach Bedarf oder in festem Rhythmus (z. B. den Kundenrechnungen beilegen).

> **Vorteil:** preiswerte Herstellung in Eigenregie, gute Informationspolitik, Kunde fühlt sich auf dem Laufenden gehalten, „offiziell" informiert.

> **Nachteil:** optisch wenig attraktiv, Zeitaufwand (Infos sammeln, aufbereiten).

Kundeninformation
> **Prinzip:** Mehrseitige Broschüre, eventuell mit Klammerbindung (Copyshop, Internetdruckerei), gestaltet im Unternehmensdesigns (CD), magazinartige Aufmachung mit Vorwort und gleichen Themen wie bei Merkblatt, zusätzlich möglich: ein Schwerpunktthema aus der Pflege, dazu Rätsel, Spruch oder Tipp des Monats, Mitarbeiter des Monats, Geburtstage/Jubiläen, sympathische Geschichte (Pflegealltag), Fotos (z. B.Sommerfest).

> **Erscheinungsweise:** 6- bis 12-mal pro Jahr.

> **Vorteil:** Professioneller Auftritt in Firmenoptik mit eigenen, aussagekräftigen Inhalten, öffentlichkeitswirksam, wirkt sympathisch und vertrauensbildend.

> **Nachteil:** arbeitsintensiv, eventuell Zusammenarbeit mit Agentur nötig (höhere Kosten).

Kundenzeitschrift
> **Prinzip:** Ein Dienstleister abonniert Hefte in höherer Stückzahl bei Verlag und gibt sie kostenlos an Kunden weiter. Er stempelt seine Kontaktdaten auf die Titelseite in freies Feld „Überreicht durch ..." Inhaltliche Mischung aus Ratgeber, Unterhaltung und Rätsel/Preisausschreiben, der Titel bietet Platz für den eigenen Firmenstempel. Beispiele: Apotheken-Rundschau, Seniorenratgeber (Apotheke), PflegePartner (ambulante Pflegeanbieter).

> **Erscheinungsweise:** 6- bis 12-mal pro Jahr.

> **Vorteil:** Die redaktionelle Aufbereitung – Inhalt und Optik – ist professionell, abwechslungsreich. Das macht Eindruck bei den Kunden. Kein Zeitaufwand.

> **Nachteil:** Es fehlen darin eigene Informationen über den Pflegedienst.

Informationspolitik – mit Fachwissen erfolgreich für sich werben

Krankheit, Alter, Pflegebedürftigkeit – diese Themen verdrängt jeder, so lange es nur geht: Erst wenn Anzeichen einer Demenz auffällige Formen beim Vater annehmen oder ein Sturz mit Oberschenkelhalsbruch im Krankenhaus die Oma pflegebedürftig werden lässt, beschäftigen sich die meisten Menschen zum ersten Mal überhaupt mit den Themen Pflege, Pflegestufen, Pflegeversicherung, Hilfsmittel, Demenz, Betreuung, Alltagshilfen – grundsätzlich aber stets gekoppelt mit der wichtigsten Frage: Was kostet das alles?

Entsprechende Aufklärung brauchen die nach Informationen suchenden Angehörigen dann schnell, kompakt und umfassend. Die bekommen sie im Internet, in Pflegestützpunkten oder Seniorenbüros der Kommunen. Sie besuchen aber auch zunehmend Informationsveranstaltungen, deren Themen auf ihre Fragen, Sorgen und Nöte Antworten versprechen.

Ihre Chancen liegen nun darin, Ihren Pflegedienst als Info- und Lösungsanbieter zu präsentieren und den Laien einen barrierefreien Zugang zu diesen Themen zu verschaffen. Das können Sie auf ganz unterschiedliche Weise. Nutzen Sie die gesteigerte Bereitschaft solcher Menschen, sich auf Pflegethemen einzulassen, indem Sie offensiv und öffentlichkeitswirksam eigene Informationsveranstaltungen anbieten (Infoabend, Infotag mit Kurzvorträgen). Präsentieren Sie neben allgemeinverständlichen Informationen für Pflegelaien auch ganz handfeste Lösungen für die jeweiligen Problemstellungen und Bedürfnisse – wie etwa ein Alltagshilfen-Paket für alleinstehende Senioren mit nachvollziehbaren Preisbeispielen.

Immer noch unterschätzt wird die Bereitschaft der älteren Generation sich im Web umzuschauen – sie steigt aber mit jedem Jahr im zweistelligen Bereich. Das Internet ist nicht nur für jüngere Angehörige ein Hilfsmittel zur Information, Kommunikation und zur Erleichterung des Lebens. Wenn Sie Ihre Pflegedienstwebsite zu einem „Informationsportal" (z. B. Corporate-Blog, Seite 28) rund um Pflegethemen machen, hat das drei wesentliche Effekte, die unterschwellig wirken und Vertrauen schaffen: Durch Fachinformation zeigen Sie Kompetenz, durch die neutral gehaltene Präsentation der Aufklärung transportieren Sie „selbstlose" Hilfsbereitschaft. Modellhafte Kostenbeispiele zeigen, wie offen und pragmatisch Ihr Pflegedienst handelt.

Fachwissen für Pflegelaien aufbereiten

Voraussetzungsfreies Schreiben ist für Journalisten eine Grundregel. Und für die Verfasser von Gebrauchsanleitungen gilt die Vorgabe: „Schreibe für den dümmsten anzunehmenden User (DAU)". Meine Erfahrung zeigt, dass Infos für Pflegelaien von Pflegediensten in Broschüren und auf Webseiten oft nicht zielgruppengerecht aufbereitet sind. Sie setzen Wissen voraus, das so nicht vorhanden ist. Viele dieser Informationen stiften dann eher Verwirrung oder schrecken ab. Oft genug erklären Pflegedienste aber auch überhaupt nichts, sondern verweisen auf ihre Telefonnummer: Rufen Sie uns an – wir helfen Ihnen weiter. Wer aber will sich schon unvorbereitet in ein Beratungsgespräch begeben?

Die Pflegegesetzgebung produziert eine Flut von Fachbegriffen, die alle stark erklärungsbedürftig sind. Gehen Sie besser nicht davon aus, dass ein Pflegelaie weiß, was Leistungen nach SGB V, XI oder XII sind. Auch die Pflegesprache selbst wirkt oft wie eine „Kompetenz"-Barriere (Transfer, ATL, AEDL).

Liest man als Neuling solche Begriffe ohne Erläuterung oder „Übersetzung", schaltet man schnell ab, blättert oder klickt weiter, und Sie haben die Chance vertan, einen Kunden zu gewinnen.

> Versuchen Sie mit möglichst wenigen Fachbegriffen auszukommen und die notwendigen in einfachen Worten zu erklären.

> Teilen Sie Informationen in gut verdauliche Häppchen, die nicht überfordern.

> Erklären Sie bei Leistungen auch die Finanzierungsmöglichkeiten (Pflegekasse, Krankenkasse, Sozialhilfe, Privatzahlung).

> Ahnungslose sind für praktische Beispiele empfänglich und dankbar: „Frau K., 78 Jahre alt, Pflegestufe I lebt allein und wird von uns betreut. Wir besuchen Sie x-mal in der Woche, versorgen sie mit den Leistungen a, b, und c. Dabei übernimmt die Pflegekasse X Euro, Frau K. zahlt Y Euro."

> Eine inzwischen bewährte Form für Erklärungen sind die so genannten FAQs (frequently asked questions), die am häufigsten gestellten Fragen mit gut verständlichen Antworten: Wie bekomme ich ein Pflegebett/Rollator/Badewannenlifter und wer zahlt das? Wie erhalte ich eine Pflegestufe?

Begleitete Reisen –
ein attraktives Geschäftsfeld in einem boomenden Markt

Menschen, die heute zwischen 60 und 75 Jahre alt ist, unterscheiden sich von den Generationen, die vor ihnen in dieses Alter kamen, in vielen Punkten: Sie sind aktiver, selbstständiger und selbstbewusster als diese. Viele von ihnen bevölkern bis ins hohe Alter Hörsäle, belegen Volkshochschulkurse, nehmen an Kulturveranstaltungen teil und gehen auf Reisen. Und davon wollen sie sich auch nicht abhalten lassen, wenn sie einmal hochbetagt sind und/oder pflegerische Unterstützung und Versorgung brauchen. Übrigens: Kaufkraft und Konsumfreude dieser Altersgruppe sind noch immer hoch, ihre Ausgaben für Reisen liegen ein Drittel über denen der anderen Altersgruppen.

Auf die Idee, für aktive, aber betagte Senioren und Menschen mit körperlichen Einschränkungen Reisebegleitung mit Betreuung und Pflege zu bieten, sind deshalb inzwischen schon einige Anbieter gekommen. So vielfältig wie die Urlaubsgewohnheiten deutscher Touristen sind, so unterschiedlich gestalten sich dabei auch die Angebotsstrukturen, die von Pflegediensten, Reiseunternehmen oder Vereinen entwickelt werden. Es gibt Reisen in Gruppen, Individualreisen, Tagestouren, Kurzurlaube, Kreuzfahrten auf Meeren oder Flüssen, Städtereisen, Wellnessaufenthalte, Überwinterungsurlaube in wärmeren Urlaubsgebieten usw.

So bieten Pflegedienste, die ihren Standort in einem Urlaubsgebiet haben, eigene, entsprechend ausgestattete Appartements an, kombiniert mit einem individuellen Pflegeangebot oder Kurzzeitpflege für pflegebedürftige Familienmitglieder. Andere organisieren zusammen mit einem lokalen Reiseanbieter Gruppenreisen für ihre Klientel. Die einen suchen in Deutschland die Zusammenarbeit mit behindertengerecht ausgestatteten Hotels in Kur- oder beliebten Urlaubsorten. Wieder andere handeln mit Hotels im Ausland spezielle Vereinbarungen aus und engagieren dazu einen deutschsprachigen Pflegedienst vor Ort. Oder Pflegedienste mit eigenen behindertengerechten Kleinbussen veranstalten regelmäßige Tagesausflüge.

Wer sich also mit dem Gedanken trägt, mit Reisebegleitung und/oder Urlaubsangeboten ein weiteres Geschäftsfeld aufzubauen, dem bietet sich eine große Auswahl an Einstiegsmöglichkeiten. Für den Start besonders wichtig: Gutes Marketing, möglichst einen erfahrenen Partner aus der Reisebranche oder externe Beratung durch einen Experten mit entsprechender Branchenkenntnis.

PRAXISTIPP

Pflegedienst on tour

Die Idee, ein Reise- oder Ausflugsangebot zu entwickeln, entsteht meist durch Nachfrage – nicht selten kommt sie von den eigenen Kunden. Hat man den einen oder anderen auf einer Urlaubsreise begleitet oder für eine kleine Gruppe eine Unternehmung erfolgreich organisiert, ist dies oft der Einstieg in weitere Aktivitäten.

Aber: Die Stärken Ihres Pflegedienstes liegen in der Betreuung und Pflege. Was Sie als Privatmensch über Urlaub wissen, wird kaum ausreichen, um beide Fachbereiche zu kombinieren und damit erfolgreich zu werden.

Partner finden Wenn Sie nicht zufällig schon früher in einem Reisebüro gearbeitet haben, dann sollten Sie für diesen Part tatsächlich fachlichen Rat suchen. Tipp: Fachwissen muss nicht teuer sein – wenden Sie sich zum Beispiel an Seniorenwirtschaftsberater in Ihrer Nähe. Diese unterstützen u. a. Unternehmer ehrenamtlich beim Aufbau neuer Geschäftsfelder und kommen aus allen Branchen. Mit ihren Erfahrungen und ihrer Unterstützung können sie typische Anfängerfehler vermeiden und mithilfe ihrer Kontakte/Netzwerke außerdem passende Kooperationspartner finden – das kann ein deutscher Reiseveranstalter sein, ein bundesweit agierender Seniorenreiseanbieter oder auch ein Partner im Urlaubsort selbst.

Personal finden Schon in der Planungsphase sollten Sie an die personelle Besetzung denken. Überlegen Sie, wie viele Pflegefachkräfte Sie benötigen, wie viele ausgebildete Seniorenbegleiter oder Mitarbeiter ohne pflegerische Ausbildung. Das sollte jeder von ihnen mitbringen: Verantwortungsgefühl, Organisationstalent, Begeisterungsfähigkeit, möglichst Fremdsprachenkenntnisse, Kommunikationsfreude und Empathie.

Für ältere Mitarbeiter/innen oder auch für Alleinstehende ohne Kinder kann Urlaubsbegleitung eine besonders attraktive Beschäftigungsform sein, die ihrem Beruf das „gewisse Etwas" gibt und sie möglicherweise noch lange ans Unternehmen bindet (Age Management). Auch lassen sich dafür ehrenamtliche Mitarbeiter (siehe Seite 133) gewinnen – sofern ihre Reisekosten ganz oder wenigstens zum Teil übernommen werden.

Alleinstellungsmerkmal –
Serviceangebote für entfernt wohnende Angehörige

Viele Menschen müssen heute bereit sein, für die Karriere oder auch nur für den Erhalt ihres Arbeitsplatzes den Wohnort zu wechseln und weit entfernt von ihrem Heimatort zu leben. Schwierig wird es aber dann, wenn die dort lebenden Eltern oder Großeltern nicht mehr alleine zurechtkommen.

Soll man sie zu sich holen und damit aus ihrem gewohnten Umfeld herauslösen? Tut man ihnen damit überhaupt einen Gefallen? Wären sie in ihrem Alter in der Lage, sich in der neuen Umgebung zurechtzufinden und würden sie sich überhaupt wohlfühlen in der Fremde? Andererseits: Kann man diese Aufgaben guten Gewissens fremden Leuten im Heimatort überlassen, einem Pflegedienst etwa?

Auf diese Fragen als Angehöriger richtige Antworten zu finden, ist umso schwerer, wenn man am Wohnort der Betroffenen keinerlei angemessene Angebote findet. Und hier tut sich für die ambulante Pflege ein Betätigungsfeld mit großem Entwicklungspotenzial auf. Allerdings muss man als Anbieter bereit sein, sich auf die besonderen Anforderungen und Bedingungen einzulassen und dafür neue Wege der Kommunikation mit Angehörigen zu entwickeln.

Denn neben einer guten Betreuung der Kunden vor Ort gilt es, den abwesenden Angehörigen ein besonders vertrauensvoller und verlässlicher Partner in einer „Fernbeziehung" zu sein. Die entfernt lebenden Verwandten müssen sich absolut auf die Mitarbeiter des beauftragten Pflegedienstes verlassen können.

Voraussetzung dafür ist, dass alle Serviceleistungen ähnlich dem Prinzip der Bezugspflege „aus einer Hand" angeboten werden – also von einem kleinen Team fester Bezugspersonen mit nicht mehr als zwei oder drei Ansprechpartnern. Fehler oder Missverständnisse in der Kommunikation könnten sich bei permanentem Mitarbeiterwechsel häufen. Es entwickelt sich kaum ein Vertrauensverhältnis, wenn der Angehörige stets das Gefühl hat, „irgendetwas läuft da nicht so, wie ich mir/wir uns das wünsche/n" oder „da weiß wieder mal die Rechte nicht, was die Linke tut!"

Deshalb sollten die dafür vorgesehenen Mitarbeiter nicht nur bereit sein für den möglicherweise intensiven Austausch mit Angehörigen, sondern auch noch eine besondere Affinität für moderne Kommunikationstechniken mitbringen, also kein Problem damit haben, neben dem Telefon auch E-Mail oder SMS zu nutzen. Keine Frage: Mit diesem Angebot treffen Sie den Nerv einer Generation, die mitten in Berufsleben und/oder Familienphase steckt und solche Lösungen braucht.

Schritt für Schritt zum neuen Angebot

Kundenanalyse Haben Sie bereits Kunden mit diesem Profil? Dann analysieren Sie, wie bisher die Kommunikation mit den fernen Angehörigen funktionierte: Worin liegen eventuell Schwierigkeiten? Befragen Sie ganz offen die betroffenen Angehörigen: Was schätzen diese bereits bzw. was würden diese sich zusätzlich wünschen, wo sehen sie Defizite? Würden die Angehörigen ein entsprechend modifiziertes Angebot gerne nutzen? Wären sie eventuell bereit, sich auf eine Art Testlauf einzulassen? Und vor allem: Wären sie grundsätzlich bereit, für einen solchen Zusatzservice auch mehr zu bezahlen?

Passende Angebote entwickeln Es sollte ein mehrstufig angelegtes Serviceangebot im Vorfeld der Pflege ausgearbeitet werden, das könnte beispielsweise bestehen aus:

> regelmäßigen „Kümmer"-Besuchen, z. B. mit anschließender SMS-Nachricht: Alles o.k.

> haushaltsnahen Dienstleistungen – entweder einzeln oder in Paketen buchbar oder individuell nach Zeitaufwand abrechenbar, dazu ein bestimmtes Kontingent an Benachrichtigungen, in welcher Art auch immer: telefonisch, per Mail, SMS, WhatsApp usw.

Vorteil: Schon mit dem Minimalangebot, regelmäßig nach dem Rechten zu sehen, kann man ein Vertrauensverhältnis (Verlässlichkeit) aufbauen, das die nötige Basis für alle späteren Erweiterungsangebote schafft.

Personelle Voraussetzungen Arbeit nach dem Prinzip der „Leistungen aus einer Hand" mit wenigen Bezugspersonen kann Anreiz sein für Mitarbeiter (ähnlich wie bei Bezugspflege: Verlässlichkeit bei Arbeitszeiten).

> ausgeprägte Kommunikationsbereitschaft und -fähigkeit sollte vorhanden sein: guter Austausch mit Kollegen und den abwesenden Angehörigen,

> besondere Servicebereitschaft und Freundlichkeit,

> hohe Affinität zu modernen Kommunikationsformen,

> grundsätzliches Verständnis/Bereitschaft für diese Form der Angehörigenarbeit.

Vermarktung des Spezialangebots Dieses Angebot spricht die Zielgruppe der 35- bis 55-Jährigen an, mitten in Berufs- und Familienphase. Die Serviceleistung lässt sich wirkungsvoll übers Internet vermarkten, denn hier suchen die Vertreter dieser Altersgruppe nach entsprechenden Lösungen für Eltern/ Großeltern an deren Wohnort. Noch hat dieses Angebot Seltenheitswert und ist deshalb ein besonders gut kommunizierbares und modernes Alleinstellungs- merkmal für einen Pflegedienst.

Demenz I – mehr Aufklärung und Entlastungsangebote für Angehörige

Pflegende Angehörige chronisch kranker Menschen zeigen im Vergleich mit nicht-pflegenden Angehörigen mehr depressive Symptome und mehr Angstsym- ptome, befinden sich in einem schlechteren Gesundheitszustand, sind anfälliger für Krankheiten und weisen eine höhere Sterblichkeitsrate auf. Noch ausge- prägter zeigt sich der Unterschied zu Angehörigen von Menschen mit Demenz.

Hilfe und Unterstützung suchen diese erfahrungsgemäß aber erst, wenn sie selbst körperlich und seelisch am Ende sind. Zwar gibt es inzwischen eine immer größere Auswahl an Entlastungsangeboten wie Tagespflege/Nachtpflege, ambulante Betreuung, Kurzzeitpflege, Betreuungsgruppen, Selbsthilfegruppen, angeleitete Angehörigengruppen, betreute Urlaube. Die Informationen darüber erreichen jedoch die betroffenen Angehörigen meist nicht – und wenn doch, dann werden sie oft aus ganz verschiedenen Gründen nicht angenommen.

Erschöpfung ist übrigens der am häufigsten genannte Grund dafür, dass sie z. B. Kursangebote nicht in Anspruch nehmen. Der Austausch, der hier mit den anderen Betroffenen stattfindet, hilft pflegenden Angehörigen, mit ihrer schwe- ren Aufgabe besser zurechtzukommen. Nicht selten entstehen aus Pflegekursen Selbsthilfegruppen, Gesprächsrunden oder Betreuungsgruppen. Aber bevor es dazu kommt, „muss der Hund erst einmal zum Jagen getragen werden".

Nutzen Sie deshalb alle Möglichkeiten, solche betroffenen Angehörigen „aufzuspüren", sie zu informieren und dazu zu bewegen, sich mit den unter- schiedlichen Möglichkeiten von Entlastung zu befassen. Hören Sie sich um in Ihrer Umgebung, in der Nachbarschaft Ihrer Kunden, schärfen Sie auch bei Ihren Mitarbeitern alle Sinne dafür, Menschen zu erkennen, die durch die Betreuung eines Menschen mit Demenz an ihre Belastungsgrenzen stoßen. Gehen Sie aber in der Ansprache behutsam vor, übergeben Sie eventuell nur eine Karte verbun- den mit einem telefonischen Gesprächsangebot.

Oft hilft auch die Anonymität: Wie wäre es mit einer Aktion „Offenes Ohr für pflegende Angehörige"? Betroffene könnten das Ratgebertelefon anrufen, das Ihr Pflegedienst auf allen Dienstfahrzeugen zeigt – Diskretion garantiert. Eine entspre- chend geschulte Mitarbeiterin beantwortet alle Fragen rund um Demenz, Pflege- versicherung, Entlastung und hört einfühlsam zu. Damit ist ein Anfang gemacht.

So finden Sie den Zugang zu Angehörigen von Menschen mit Demenz

Ablehnende Argumente entkräften Wer pflegenden Angehörigen Entlastungsangebote schmackhaft machen will, muss mit folgenden Argumenten rechnen:

> Ich brauche keine Hilfe – vielleicht erst dann, wenn ich selbst nicht mehr kann.

> Professionelle Hilfe anzunehmen, können wir uns nicht leisten.

> Nur ich kann wissen, was mein demenzkranker Angehöriger braucht.

> Ich finde es für meinen Angehörigen entwürdigend, wenn eine Pflegekraft ins Haus kommt.

> Mein demenzkranker Angehöriger will keine Fremden im Haus.

> Ich habe ein schlechtes Gewissen, mir etwas Gutes zu tun, während mein Angehöriger mich brauchen könnte.

Dahinter stecken möglicherweise aber ganz andere Botschaften:

> Ich schäme mich, weil ich alles nicht so gut hinbekomme, wie es sein sollte.

> Ich habe ein schlechtes Gewissen, weil ich manchmal am liebsten alles stehen und liegen lassen und gehen würde.

> Ich schäme mich, weil mich das Verhalten meines Angehörigen oft ärgert oder wütend macht oder weil ich ihn manchmal abstoßend finde.

> Mir ist peinlich, wie mein demenzkranker Angehöriger sich anderen gegenüber benimmt/verhält/äußert.

Es hilft also nur eines: Das vertrauensvolle Gespräch. Das kann durchaus auch am Telefon sein. Oft ist diese Distanz sogar hilfreich, denn der Betroffene muss keinem ins Gesicht sehen, wenn er scheinbar Ungeheuerliches ausspricht.

Von einem Leuchtturmprojekt lernen Bei dem vom Bundesministerium für Gesundheit geförderten Projekt „Tele.TAnDem" der Universität Jena wurde eine telefonische Therapie für Angehörige von demenzkranken Menschen erprobt, die sich als eine besonders ökonomische Interventionsform herausgestellt hat. Das niedrigschwellige Angebot ließ sich individuell anpassen, flexibel organisieren und wurde gut angenommen. Es konnte nicht nur eine therapeutische Wirksamkeit nachgewiesen werden, sondern es sollen anschließend tatsächlich mehr Unterstützungsleistungen in Anspruch genommen worden sein.

Auch wenn sich für Pflegedienste die Methode kaum 1 : 1 umsetzen lässt, zeigen die aufgeführten Erkenntnisse aus diesem Projekt aber, dass man Angehörigen von Menschen mit Demenz durch telefonische Gesprächsangebote entlasten kann und ihnen weitere Entlastungsangebote besser näher bringen kann.

Demenz II – so wird der Pflegedienst zum Partner für Angehörige

Im Rahmen des Leuchtturmprojekts Demenz EVIDENT förderte eine Angehörigenbefragung Interessantes, aber nicht vollkommen Unerwartetes zu Tage: Angehörige von Menschen mit Demenz fühlen sich schlecht informiert und alleine gelassen, sind überfordert sowohl von der Rund-um-die-Uhr-Betreuung ihrer betroffenen Familienmitglieder als auch von den bürokratischen Anforderungen unsere Gesundheitssystems. Und sie dürsten nach Wertschätzung.

Zugehende Beratung in Form von Hausbesuchen wird von ihnen als besonders positiv empfunden, „weil für die Zeit des Beratungsgesprächs keine Betreuung der erkrankten Person organisiert werden muss. Zum anderen betrachten sie es als äußerst hilfreich, wenn sich die beratende Person ein Bild von der Situation vor Ort macht und so passgenauer über benötigte Unterstützung gesprochen werden kann. Solche Informationsgespräche in der eigenen Wohnung werden auch als eine Form der Wertschätzung ihrer Pflegetätigkeit gewertet, die von vielen Interviewten vermisst wird."

Pflegevisiten und Pflegeberatung (SGB XI § 45) bieten einem Pflegedienst die Möglichkeit, auch für Angehörige von Menschen mit Demenz jede Menge zu tun. Ein Dienst, der sich in seinem Umfeld optimal vernetzt hat, kann bei solchen Gesprächen Kontakte zu ehrenamtlichen Begleitern, Hospizdiensten, Besuchsdiensten oder Pflegebegleitern vermitteln oder weitere Entlastungsmöglichkeiten nennen wie etwa Tagespflegestätten, Betreuungsgruppen, Selbsthilfe- oder Angehörigengruppen.

Handeln Sie verantwortungsvoll im Interesse Ihrer Pflegekunden und deren Angehörigen. Und handeln Sie wirtschaftlich klug, indem Sie sich Ihre Kunden erhalten. Denn ins Pflegeheim kommen demenzkranke Menschen erst, wenn ihre Angehörigen, die sich um sie gekümmert haben, selbst am Ende sind – weil niemand sich um sie gekümmert hat.

Das brauchen pflegende Angehörige:
Wertschätzung, Information, Unterstützung

Zugehende Beratung Es fehlt Angehörigen von Menschen mit Demenz an Information. Die wenigsten von ihnen wissen genug über Krankheitsbild und -verlauf und über die belastenden Auswirkungen auf den gemeinsamen Alltag. Von selbst besuchen sie aber keinen Kurs und keine Infoveranstaltung. Bringen Sie ihnen die Infos nach Hause und zeigen Sie, wie sich ein Kursbesuch und die Betreuung des Demenzkranken organisieren lässt.

Niedrigschwellige Betreuungsangebote Angehörige können durch den Einsatz von Ehrenamtlichen im häuslichen Bereich sowie durch Betreuungsangebote für Demenzkranke regelmäßige Auszeiten nehmen – meist kennen sie solche Angebote in ihrem Wohnort aber gar nicht.

Demenzspezifische Ausrichtung Unbekanntes verursacht Unsicherheit, Angst und Abwehr. Um die nötige Vertrautheit mit den Erkrankten zu erreichen, muss die Personalfluktuation möglichst gering sein. Außerdem sollten Mitarbeiter im Umgang mit Demenzkranken geschult sein: Validation, Deeskalationstechniken bei „herausforderndem Verhalten".

Bürokratieentlastung Kein Angehöriger kennt die komplizierten Zusammenhänge unseres Gesundheitsversorgungssystems. In der hoch belasteten Pflegesituation mit demenzkranken Menschen sind Angehörige deshalb heillos überfordert und brauchen einen Pflegeberater, der ihnen hilft (Case Management). Entweder übernimmt die Aufgabe ein geschulter Mitarbeiter oder Sie vermitteln Ihren Kunden entsprechende Unterstützung.

Download-Tipp Evaluation vernetzter Versorgungsstrukturen für Demenzkranke und ihre Angehörigen – Ermittlung des Innovationspotenzials und Handlungsempfehlungen für den Transfer (EVIDENT)

http://www.rsk-gesundheitsportal.de/fileadmin/user_upload/EVIDENT_
Fallstudie_RheinSiegKreis.pdf

Pflegedienst in neuer Rolle?
Partner für berufstätige pflegende Angehörige

Immer mehr Beschäftigte in Deutschland kümmern sich neben dem Beruf um ihre pflegebedürftigen Eltern, Großeltern oder Partner. Das hat zwei wesentliche

Gründe: Die Zahl der pflegebedürftigen Menschen steigt, weil unsere Gesellschaft altert. Außerdem geben heute weniger Frauen ihre berufliche Tätigkeit für die Betreuung von Angehörigen auf als früher. Es betrifft vor allem Frauen im Alter von 40 bis 64 Jahren.

Allerdings müssen berufstätige Angehörige mit Pflegeverantwortung oft einen hohen Preis zahlen: Die Mehrfachbelastung führt nicht selten dazu, dass die Betroffenen seelisch und körperlich hoch belastet sind und selbst krank werden. Die Gründe sind Zeitknappheit, Schlafmangel, Druck und Stress – all das ergibt sich aus den vielfachen Ansprüchen, die die Betroffenen in der Familie und am Arbeitsplatz erfüllen müssen.

Interviews mit Erwerbstätigen, die sich um einen pflegebedürftigen Angehörigen kümmern, haben ergeben, dass es in der Regel nicht an pflegerischer Versorgung mangelt, sondern an Zeit für Betreuung und soziale Aktivitäten (aus W. Keck, Die Vereinbarkeit von häuslicher Pflege und Beruf, Verlag Hans Huber, 2012).

Was sich berufstätige Angehörige wünschen, lässt sich so zusammenfassen: Sie brauchen verlässliche Betreuungslösungen, die auch kurzfristig abrufbar sind, etwa bei Überstunden. Bei Tagespflegeangeboten entsprechen die Betreuungszeiten häufig nicht dem, was Berufstätige tatsächlich brauchen. Wünschenswert sind etwa Zusatzangebote, in denen z. B. ein Abendessen inbegriffen wäre sowie verlängerte Betreuungszeiten. Ein zusätzliches Betreuungsangebot am Samstagvormittag böte Berufstätigen Gelegenheit für Erledigungen, zu denen sie während der Woche nicht kommen. Das käme auch dem vielfach geäußerten Wunsch nach „Zeit für mich selbst" entgegen, ebenso dem Wunsch nach Begleitung zu Arztbesuchen, die sich nur schwer mit den Arbeitszeiten vereinbaren lässt.

Pflegedienste, die mit einem speziellen Angebot auf die Bedürfnisse dieser wachsenden Zielgruppe reagieren, haben große Chancen, sich damit auch einen Marktvorsprung zu verschaffen. Orientiert sich etwa ein Tagespflegeangebot an dieser Klientel und kann ein Anbieter dies offensiv vermarkten, wird er ganz sicher bald Wartelisten führen müssen.

i   **Was ist eigentlich EAP?**

Unternehmen, die unter Fachkräftemangel leiden, leisten sich ein „Employee Assistance Program", um ihre Mitarbeiter zu entlasten, damit sie motiviert, konzentriert und leistungsfähig bleiben und mit ihrem Arbeitsplatz so zufrieden sind, dass sie ihrem Arbeitgeber treu bleiben. Externe Fachberater kümmern sich im Rahmen einer besseren Vereinbarkeit von Beruf und Familie deshalb um die seelische und körperliche Gesundheit der Mitarbeiter, bieten Coaching, vermitteln Serviceleistungen für alle Bereiche des Lebens: von Boten- und Einkaufsdiensten bis zur Kinderbetreuung.

Das klingt wie Zukunftsmusik, ist aber bereits in vielen Firmen Realität. Die Bemühungen von Arbeitgebern beziehen sich auch längst nicht mehr nur darauf, die Berufstätigkeit junger Eltern zu ermöglichen. Auch der Bereich „Elder Care" rückt zunehmend in den Fokus: Nach einer Studie des Instituts für Demoskopie Allensbach hat bereits jeder zweite Betrieb Erfahrung mit Mitarbeitern, die sich um ältere Angehörige kümmern.

Mittlerweile erkennen immer mehr Personalchefs, dass sie ältere und erfahrene Mitarbeiter nur dann im Unternehmen halten können, wenn sie ihnen ermöglichen, ihren Job mit der Pflege eines älteren Angehörigen unter einen Hut zu bringen. Nicht ohne Grund ist deshalb auch der Gesetzgeber aktiv geworden (Pflegezeitgesetz, Familienpflegezeit).

Innovative Pflegedienste sollten diese Entwicklung also nicht nur aufmerksam verfolgen, sondern sich auch im eigenen Interesse um passende Konzepte dafür kümmern. Denn hier liegt das Potenzial für neue Geschäftsfelder: Die Leistungserweiterungen für Menschen mit Demenz im Rahmen des Pflegeneuausrichtungsgesetzes bieten dazu viele Möglichkeiten. Denkbar wären beispielsweise Kooperationen mit Unternehmen im Bereich der Tagespflege oder andere Formen von Entlastungsangeboten für betroffene Mitarbeiter.

Auf der Wunschliste der Personaler hat ein Thema aber besondere Priorität: Informationen rund um die Pflege für die ganze Belegschaft. Ein erster Schritt wäre deshalb, Kontakt aufzunehmen zu den Personalverantwortlichen von Unternehmen im näheren Umfeld, um zu informieren und dabei gleich mögliche Bedarfe zu ermitteln.

PRAXISTIPP

Angebote für Berufstätige mit Pflegeverantwortung

Welche Unterstützung brauchen Menschen, die Job und Angehörigenpflege unter einen Hut bringen müssen? Mithilfe dieser Leitfrage lassen sich passende Leistungspakete für Berufstätige mit Pflegeverantwortung entwickeln.

Beratung ist das A und O, denn das Informationsdefizit zum Thema Pflege ist nach wie vor immens. Ohne einen konkreten Anlass informiert sich niemand über

Pflegebedürftigkeit, Pflegestufenbeantragung, MDK-Prüfung, Hilfsmittel, Pflegezeit, Familienpflegezeit, Vorsorgevollmacht, Betreuungs- und Patientenverfügung, Demenz und vieles mehr. Tritt aber der Pflegefall ein, fühlen sich die betroffenen Angehörigen völlig überfordert. Bieten Sie ein kompaktes Beratungsformat nach dem Muster „Pflegefall, was nun?", das berufstätige Angehörige beispielsweise nach Feierabend in Anspruch nehmen können.

Schulungs-, Coaching- oder Begleitungsangebote präsentieren, weil die meisten, die sich dazu entschließen, den pflegebedürftigen Angehörigen selbst zu versorgen, ihre Kräfte und Fähigkeiten überschätzen. Außerdem fehlen ihnen meist grundsätzliche Kenntnisse.

Geeignete Entlastungslösungen aufzeigen, denn daran mangelt es noch immer: Stark nachgefragt sind erweiterte Betreuungszeiten in der Tagespflege. Aber ebenso individuelle Lösungen: Prüfen Sie, welche Ihrer Kunden von einem berufstätigen Angehörigen versorgt werden. Fragen Sie gezielt nach, was diese sich am meisten wünschen, damit Sie entsprechende Angebote machen können. Sie können praktische Lösungen bieten, wenn die Lebensqualität der betroffenen Angehörigen leidet („Ich möchte einmal wieder richtig durchschlafen, mal ein Wochenende nur für mich haben").

Oft sind es unspektakuläre Dienstleistungen, die vieles erleichtern. Anregungen für weitere mögliche Serviceangebote kann man sich bei Anbietern wie dem Concierge-Dienst „Caretaker" (www.caretaker.de) oder hier holen:

www.erfolgsfaktor-familie.de, www.firmenservice-betreut.de

Sichere Auslastung Ihrer Tagespflege: Kooperation mit Personalabteilungen von Unternehmen

Eine Onlinebefragung zum „Unternehmensmonitor Familienfreundlichkeit 2012" zeigte bereits: Von 1.556 teilnehmenden Unternehmen unterstützten mehr als die Hälfte ihre Beschäftigten bei Kinderbetreuung oder Angehörigenpflege und fast die Hälfte waren überzeugt, dass die Bedeutung von Familienfreundlichkeit in den nächsten fünf Jahren weiter zunimmt. Ebenso interessant: Etwa bei zwei Drittel der Beschäftigten eines Unternehmens ist die Präsenz an einem bestimmten Ort zwingend erforderlich, um ihre beruflichen Anforderungen angemessen zu bewältigen.

Bei diesen Voraussetzungen können sich ambulante Pflegedienste auf eine steigende Nachfrage einrichten, vor allem im Bereich der Tagesbetreuung von

Menschen mit Pflegebedarf. Es bleibt nur noch zu klären, wie sich dieser Mehrbedarf für den Pflegedienst optimal nutzen lässt.

Am besten orientiert man sich zunächst an dem, was Menschen brauchen, die Beruf und Pflege vereinbaren müssen: Betreuungslösungen, die auch kurzfristig abrufbar sind, etwa bei Überstunden. Tagespflegeangebote, deren Betreuungszeiten flexibel sind, möglichst inklusive Abendessen. Begleitung bei Arztbesuchen. Zusätzliche Betreuungsangebote am Samstagvormittag, damit Berufstätige erledigen können, wozu sie während der Woche nicht kommen. Orientiert sich Ihr Angebot an den Bedürfnissen dieser Klientel, dann lässt es sich zum Beispiel auch als Servicepaket für Kooperationen mit Unternehmen schnüren. Aber mit welchen?

Wie familienorientiert ein Unternehmen aufgestellt ist, hängt übrigens weniger von der Branche oder dem Standort ab, vielmehr von Wettbewerbsumfeld und Mitarbeiterstruktur (Studie des Forschungszentrums Familienbewusste Personalpolitik 2013). Je größer aber ein Unternehmen, desto eher erreicht sein Bedarf an familienbewussten Maßnahmen eine kritische Masse, die ein systematisches personalpolitisches Handeln erforderlich macht. Den Zuschlag bekommen Dienstleister, die bereits mit dem passenden Angebot bereitstehen.

PRAXISTIPP

Ein zukunftsorientiertes Tagespflege-Angebot entwickeln

Netzwerk aufbauen Suchen Sie Kontakte zu Beratern von EAP-Dienstleistern. Ein „Employee Assistance Program" leisten sich Firmen, die in starkem Wettbewerb stehen und ihre Fachkräfte lieber nicht an die Konkurrenz verlieren wollen. EAP-Berater kümmern sich im Auftrag dieser Unternehmen um die seelische und körperliche Gesundheit der Mitarbeiter oder vermitteln, wenn deren Angehörige pflegebedürftig werden, entsprechende Angebote. Bundesweit agierende EAP-Dienstleister wie zum Beispiel das Fürstenberg Institut, der pme Familienservice, ICAS, Otheb oder Deutscher Pflegering nehmen Ihr Angebot nach Prüfung meist bereitwillig in ihren Datenbanken auf.

Recherche ankurbeln Welche Unternehmen kommen in Ihrer Region für ein Tagespflegeangebot und weitere Services speziell für Mitarbeiter mit Pflegeverantwortung in Frage? Sie werden in den Personalabteilungen dann „offene Türen" vorfinden, wenn es bereits Mitarbeiter mit Pflegefällen gab oder wenn gar jemand in den Führungsetagen persönlich betroffen war/ist. Oft aber sehen viele Personalchefs diesen Bedarf noch nicht.

Vorarbeit leisten Um das nötige Bewusstsein zu schaffen, bieten Sie für interessierte Mitarbeiter Informationsveranstaltungen, Fragestunden, Schulungen oder einen Beitrag in der Mitarbeiterzeitschrift an.

Engagement für Integration – neues Kundensegment erschließen mit kultursensibler Pflege

Sie kamen in unser Land, um hier zu arbeiten. Viele von ihnen sind schließlich geblieben und hier alt geworden. 1,8 Millionen Menschen mit Migrationshintergrund sind mittlerweile über 60 Jahre alt. Schätzungsweise die Hälfte davon sind Muslime, meist türkischer Herkunft. Aber weil sich die traditionellen Familienstrukturen auch hier merklich auflösen, können sich die Älteren nicht immer sicher sein, bei Pflegebedürftigkeit automatisch von den nächsten Verwandten gut versorgt zu werden. Die Suche nach passenden Pflege- und Betreuungsangeboten ist für die Angehörigen aber nicht einfach. Denn es gibt noch immer zu wenige Pflegedienste, die sich auf die Bedürfnisse von Menschen aus anderen Kulturkreisen eingerichtet haben. Für ambulante Pflegedienste, Pflege-Wohngemeinschaften und Tagespflegen eröffnet sich hier also ein ganz neuer Geschäftsbereich mit Perspektive.

In Großstädten wie Berlin und Hamburg und im Ballungsgebiet Nordrhein-Westfalen wächst die Zahl solcher Angebote. Andernorts ist die Scheu deutlich spürbar, auch wenn es sichtlich Bedarf gibt. Zu groß ist bei etablierten Anbietern oft die Befürchtung, bisherige, nämlich deutschsprachige, Kunden zu „vergraulen", wenn man nun offensiv für das Angebot kultursensibler Pflege werbe. Das ist sicher nicht der richtige Ansatz, sondern im Gegenteil eine Gelegenheit, die Problematik offensiv anzugehen und in der Öffentlichkeit richtig zu kommunizieren.

Die Pflege von Menschen aus anderen Kulturkreisen birgt nämlich große Chancen: Die Nachkommen der Migranten, die in der Altenpflege arbeiten wollen, profitieren, weil sie das soziokulturelle Fachwissen mitbringen, das für den angemessenen Umgang mit diesen Kunden notwendig ist. Ihnen öffnet sich hier ein neues und krisensicheres Berufsfeld und macht aus einer Altenpflegekraft mit Migrationshintergrund eine/n gesuchte/n Spezialisten/in. Pflegedienste hingegen, die solche Spezialisten beschäftigen oder ausbilden, können sich so ein neues Kundensegment erschließen – und das meist ohne großen Marketingaufwand. Denn es spricht sich schnell herum, dass jetzt ein Mitglied der eigenen „Community" bei einem Pflegedienst arbeitet.

Wie wichtig auch die Politik das Thema nimmt, zeigt eine Initiative aus Hessen: Das Projekt AjuMa (Ausbildung junger Männer mit Migrationshintergrund in der Altenpflegehilfe) gewinnt junge, männliche Hauptschulabsolventen mit

Migrationshintergrund für eine einjährige Ausbildung zur Altenpflegehilfskraft, an die später eine Ausbildung zum Altenpfleger angeschlossen werden kann. So erschließt sich die Altenpflege ein bisher vernachlässigtes Beschäftigtenreservoir.

PRAXISTIPP

Integration durch Information

95,8 Prozent der türkischstämmigen Senioren in der Altersgruppe 65 bis 79 Jahren stufen ihre Deutschkenntnisse als „gar nicht bis nur mittelmäßig vorhanden" ein. Die Sprachbarriere sorgt dafür, dass ausländische Mitbürger zum deutschen Gesundheitssystem kaum Zugang haben und nicht wissen, welche Angebote sie wahrnehmen können.

Dieses Kundensegment kann ein Pflegedienst mit einem speziellen Informationsangebot erreichen. Der beste Weg: Die Kontaktaufnahme zur gewünschten Zielgruppe über den jeweiligen Heimatverein der Migranten.

Wer dabei Unterstützung braucht, wendet sich an das bundesweit tätige Gesundheitsprojekt MiMi (Mit Migranten für Migranten), das seit 2003 integrierte, bilinguale Migranten mit hohem Bildungsniveau zu interkulturellen Gesundheitslotsen ausbildet. Diese organisieren Informationsveranstaltungen für ihre Landsleute in deren Lebensräumen und ihrer Muttersprache zu den unterschiedlichsten Themen (Vorsorgeuntersuchungen, Impfungen oder Pflegebedürftigkeit). Von ihnen hören viele ältere Migranten oft zum ersten Mal von der Möglichkeit, Pflegestufen zu beantragen.

Aufklärung durch Fortbildung

Deutsche Pflegekräfte reagieren auf die mögliche Öffnung für Kunden aus anderen Kulturkreisen verständlicherweise eher kritisch. Allerdings können Arbeitgeber erfolgreich dagegen wirken. Abwehrhaltungen entstehen meist aus Verunsicherung – wenn zum Beispiel einfach das kulturspezifische Fachwissen fehlt.

Die meisten wünschen sich möglichst konkrete Handlungsanweisungen für den Umgang mit Kunden aus anderen Kulturkreisen. Fortbildungsangebote in trans-, inter- oder multikultureller, kulturkompetenter oder -sensibler Pflege findet man zum Beispiel auf Fortbildungsportalen wie www.weiterbildung.jumpforward.de/Pflege/Transkulturelle-Pflege.html

Interne Fortbildungen können aber auch Kollegen und Mitarbeiter aus dem jeweiligen Kulturkreis übernehmen. Das wäre auch ein gelungener unternehmensinterner Beitrag zu Integration und Verständnis der Kulturen (s. auch Seite 89 Wissensmanagement).

Aktiv vermarkten: Die Überwindung von Sprachbarrieren zwischen Mitarbeitern und Kunden

Die Zahlen schwanken je nach Bundesland, aber zwischen elf und 30 Prozent der Mitarbeiter in der ambulanten Pflege haben einen Migrationshintergrund. Bringt ihre Beschäftigung einem Pflegedienst nun mehr Vorteile oder mehr Probleme?

„Die Mehrsprachigkeit ist eine besondere Fähigkeit von Pflegenden mit Migrationshintergrund, die grundsätzlich bei Verstehensproblemen mit älteren Menschen nützlich sein kann. Unterschiedliches Pflege- und Krankheitsverständnis kann einen hilfreichen Perspektivwechsel erbringen, der kreative Lösungsansätze für Pflegeprobleme erleichtert und somit Voraussetzungen für Innovationen schafft".

Diesen bemerkenswerten Schluss zieht Dr. Jens Friebe vom Deutschen Institut für Erwachsenenbildung in seinem Buch „Interkulturelle Bildung in der Pflege". Ein solcher Ansatz sieht die Anderssprachigkeit von Mitarbeitern mit Migrationshintergrund nicht in erster Linie nachteilig und defizitorientiert, wie es oft geschieht, sondern grundsätzlich als eine Bereicherung für die Zusammenarbeit aller in einem ambulanten Pflegedienst.

Aus Marketingsicht passt ein so positiver Ansatz denn auch sehr gut zu einem Erbringer sozialer Dienstleistungen: Wir sind weltoffen und tolerant, wir schätzen kulturelle Vielfalt, wir nutzen alle Fähigkeiten und sozialen Kompetenzen unserer Mitarbeiter, um das Beste für unsere Kunden zu erreichen!

„Nixe versteh" ist keine Lösung

Solche positiven Aussagen dürfen selbstverständlich nichts „schön reden". Wenn „Weltoffenheit" nur kaschieren soll, dass es manchem Mitarbeiter einfach an den notwendigen Sprachkenntnissen mangelt, dann handelt man nicht anders als die Texter von Urlaubskatalogen, wenn sie Hotels in einer aufstrebenden Gegend verorten (Neubaugebiet mit Baggerlärm) oder sie die Idylle in ruhiger Lage preisen (Unterkunft fernab jeder touristischer Infrastruktur).

Bevor es wegen möglicher Sprachprobleme zu Missverständnissen kommt oder bestimmte Arbeitsanforderungen nicht erfüllt werden, machen Sie bei fremdsprachigen Mitarbeitern die Sprachverbesserung unbedingt zum Thema. Damit sich niemand diskriminiert fühlt, kommt es nicht nur auf die richtige Vermittlung an, sondern auch darauf, wie man die Bemühungen der Betroffenen dann wertschätzt: Indem man nach außen dokumentiert, welchen wichtigen Beitrag die Mitarbeiter aus anderen Kulturen für den Pflegedienst leisten.

So fördern Sie die Sprachkenntnisse Ihrer Mitarbeiter

Fehlende Deutschkenntnisse können sich auf die Qualität in der Pflege und Betreuung auswirken, Missverständnisse erzeugen und im schlimmsten Fall dazu führen, dass Kunden sich „nur Deutsche" wünschen. Mängel im schriftlichen Ausdruck können außerdem z. B. die Qualität der Dokumentation mindern. Zu den Stärken vieler Mitarbeiter mit Migrationshintergrund zählt aber ihre hohe Lern- und Einsatzbereitschaft.

Leichter Deutsch lernen kann man in einer Lerngruppe. Vielleicht erklärt sich jemand aus Ihrem Team dazu bereit, für eine solche Gruppe als Mentor zu fungieren? Diese Form der Sprachvermittlung hat gegenüber einem Sprachkurs z. B. an der Volkshochschule viele Vorteile: Sie fördert den Austausch, man kann dabei auch ganz gezielt auf bestehende Kommunikationsschwierigkeiten/Missverständnisse mit Kunden oder Kollegen eingehen.

Pflegesprache lernen Speziell für den Bereich der Pflege gibt es passende Bücher oder Lernsoftware. „Deutsch für die Altenpflege" ist ein Arbeitsbuch für MigrantInnen (ISBN-13: 978-3437274206, Urban & Fischer). Es eignet sich fürs Selbststudium ebenso wie für die Erarbeitung in der Gruppe und setzt geringe Grundkenntnisse im Deutschen voraus. Auch für den PC gibt es passende Sprachkurse, die speziell für den Umgang mit der deutschen Sprache in Pflegeberufen und Hauswirtschaft konzipiert sind. Die Sprachsoftware eignet sich für Einsteiger mit Vorkenntnissen und umfasst 10 Lektionen mit einer Lerndauer von insgesamt rund 60 – 80 Stunden und über 100 Übungen unter anderem zu Vorstellung beim Kunden, Pflegetätigkeiten und Tagesablauf, Essen, Körperpflege, Hauswirtschaft, Kommunikation, Umgang mit Pflegedokumenten. Anbieter: Prosonsoft Sprachsoftware, ISBN 978-3-9810860-4-1. Es gibt sie als CD-ROM (oder Einzelplatz-Lizenz zum Download. Mehr Infos gibt es unter www.deutsch-am-arbeitsplatz.de.

Was brauchen Bestandskunden?
After-Sales-Management mit Wohnraumberatung

Im Marketing teilt man Kunden grundsätzlich in zwei Lager: Es gibt Bestandskunden und Neukunden. Für die Neukundengewinnung gute Ideen zu entwickeln, das lohnt sich immer. Der Abschluss des Pflegevertrags leitet die Phase der Bestandskundenpflege ein und was vertraglich vereinbart wurde, kann weiter wachsen und sich fortentwickeln – das ist klassisches After-Sales-Management.

Wie wichtig dieser Bereich ist, lässt sich belegen: Von 30 befragten Unternehmen aus dem Maschinen- und Anlagenbau bzw. der Zuliefererindustrie gaben die Hälfte an, dass dieser Bereich mehr als 40 Prozent zum Unternehmensgewinn beiträgt. Und in der aktuellen Ausgabe ihres Strategie-Magazins Automotive Insights erläutert die Unternehmensberatung Roland Berger am Beispiel des deutschen Automobil-Aftersales-Marktes die Bedeutung maßgeschneiderter Lösungen für unterschiedliche Kundengruppen.

Was für Maschinenbauer oder Autohersteller gilt, hat auch für Pflegedienste eine Bedeutung? Im übertragenen Sinne durchaus. Wer möchte schon einen langjährigen Kunden verlieren, weil dieser und seine Angehörigen einen Umzug ins Pflegeheim für „alternativlos" halten. Vielleicht ist der Betroffene nicht mehr mobil genug und die Sturz- und Unfallgefahr scheint zu hoch. Vielleicht aber wurde den Bedenken der Familie einfach nicht genug Beachtung geschenkt und sie nicht ausreichend über Alternativen informiert?

Kundenbedürfnisse treffsicher herausfiltern, Bestandskunden richtig beraten

Diese Kunden frühzeitig – also lange vor einem solchen Entschluss – herauszufiltern, ist der erste Schritt zum guten After-Sales-Management. Während einer Pflegevisite lässt sich der Boden bereiten für eine später folgende, umfassende Wohnberatung: Der Schwerpunkt liegt zunächst darin, dem Kunden zu signalisieren, wie stark in einem barrierefreien Wohnumfeld seine Lebensqualität und seine Sicherheit steigen. Je professioneller das Beratungsangebot konzipiert ist, desto größer ist die Wahrscheinlichkeit, dass der Kunde oder seine Angehörigen die Umstände und Kosten für mögliche Umbauten und Hilfsmittel für eine bedenkenswerte Alternative zum Umzug ins Pflegeheim halten und auch tatsächlich akzeptieren.

Mit einer einmaligen Beratungsoffensive ist es aber nicht getan. Den Worten müssen Taten folgen, z. B. in Form einer umfassenden Begleitung durch den gesamten Prozess der Wohnungsumgestaltung, vor allem dann, wenn es sich um alleinstehend lebende Kunden handelt.

PRAXISTIPP

Wohnberatung mit Begleitangebot konzipieren

Kundencheck durchführen Finden Sie heraus, welche Ihrer Kunden als potenzielle Anwärter für die barrierefreie Wohnungsumgestaltung infrage kommen. Entwickeln oder übernehmen Sie einen entsprechenden Fragebogen, der zur Sensibilisierung für dieses Thema dienen kann. In der Broschüre „Leben und Wohnen für alle Lebensalter" des Bundesministeriums für Familie, Senioren, Frauen und Jugend (BMFSFJ) finden Sie Fragebogen und Informationen dazu ab Seite 13: www.bmfsfj.de/BMFSFJ/Aeltere-Menschen/zuhause-im-alter.html (zum Downloadbereich müssen Sie weiter nach unten scrollen).

Konzept entwickeln Wohnberatung beschränkt sich nicht darauf, dem Kunden zu empfehlen, sämtliche Perser-Läufer an die Enkel zu verschenken, einen erhöhten Toilettensitz zu kaufen, die allgemeine Beleuchtungsstärke zu steigern und überall Handläufe zu installieren. Damit es nicht bei Empfehlungen bleibt, braucht es Beratungskompetenz und ein Begleitkonzept. Es entstehen mehr und mehr Beratungsstellen zu Barrierefreiheit, viele mit einer Musterausstellung oder sogar einer Musterwohnung. Auch für Handwerker, vom Schreiner bis zum Sanitärinstallateur, gehören barrierefreie Umbauten längst zum Tagesgeschäft. Integrieren Sie in die Wohnberatung den Besuch einer solchen Ausstellung. In der Online-Wohnberatung von barrierefrei leben e.V. (s.a. HP-Ausgabe 05/11) finden Sie u. a. ein Verzeichnis: www.online-wohn-beratung.de sowie beim BMFSFJ: www.serviceportal-zuhause-im-alter.de

Begleitservice bieten vom Einholen der Angebote bis zur Ablauforganisation der einzelnen Gewerke. Entwickeln Sie ein Zusatz-Angebot für den kurzzeitigen Umzug in eine von Ihrem Pflegedienst betreute Wohngemeinschaft, wenn es bei größeren Umbauten zu großer Lärm- und Staubentwicklung kommen kann.

Experten schulen Sie brauchen mindestens eine/n Mitarbeiterin, die/der für das Thema Wohnberatung und Umbaubegleitung Experte/in in Ihrem Pflegedienst ist oder wird. Es lohnt sich, hierfür Mitarbeiter besonders zu schulen. Fortbildungsangebote bis hin zum zertifizierten Wohnberater bietet die Bundesarbeitsgemeinschaft Wohnungsanpassung www.bag-wohnungsanpassung.de

Das kann eine Möglichkeit sein, ältere Mitarbeiter mit langjähriger Berufserfahrung im Unternehemen zu halten (Age-Management).

---

i   Wohnraumanpassung

Wer zusätzliche Unterstützung bei der Beratung seiner Pflegekunden sucht, der findet sie mittlerweile in fast jeder Kommune. Oft sind neutrale, also herstellerunabhängige Beratungsstellen für barrierefreies Wohnen im Alter an Seniorenbüros angegliedert oder sie entstehen im Zusammenhang mit Pflegestützpunkten.

Spezielle Tipps für die Wohnraumanpassung bei Demenz gibt zum Beispiel die gleichnamige Broschüre der Informations- und Koordinierungsstelle der

Landesinitiative Demenz-Service Nordrhein-Westfalen im Kuratorium Deutsche Altershilfe Wilhelmine-Lübke-Stiftung e.V. http://www.mgepa.nrw.de/mediapool/pdf/pflege/Wohnungsanpassung_bei_Demenz.pdf

Schon seit 20 Jahren berät der Verein barrierefrei leben e.V. in Hamburg ältere Menschen, Pflegebedürftige und ihre Angehörigen und bietet außerdem eine bundesweite Onlineberatung zu Hilfsmittelberatung, Wohnraumanpassung und barrierefreies Umbauen: www.online-wohn-beratung.de.

Geschäftsführerin Karin Dieckmann und ihr Team führen jährlich rund 900 Individualberatungen mit Endverbrauchern in ihrer umfangreichen Dauerausstellung durch. Ich habe ihr bei einem Besuch der Ausstellung dazu drei Fragen gestellt:

» **Für welchen Bereich der Wohnraumanpassung interessieren sich Ratsuchende am meisten?**

„Sie kommen zu uns, weil sie Lösungsmöglichkeiten für ihr individuelles Problem suchen. Wichtigstes Thema ist das Bad (WC und Wannennutzung) und die Entscheidung zwischen Hilfsmitteleinsatz oder Umbau. Der weitere große Problembereich ist die Stufenüberwindung bei Hauseingängen und Treppen. In unserer Ausstellung können unterschiedliche Hilfsmittel getestet und verglichen werden, was eine Entscheidung erleichtert. Im Anschluss zeigen wir mögliche Kostenträger und Beschaffungswege auf."

» **Sie informieren und schulen auch Mitarbeiter aus der stationären und ambulanten Pflege. Was vermitteln Sie den Pflegeprofis?**

„Wir zeigen das breite Spektrum der Hilfsmittel auf und ihre Möglichkeit zur richtigen Nutzung. Damit können sie Bedingungen schaffen, dass betroffene Menschen möglichst lange in der eigenen Wohnung bleiben können und sie können pflegenden Angehörigen oder sich den Alltag und die Pflege erleichtern. Hier sehe ich oft große Informationsdefizite."

» **Was können Sie Pflegedienstbetreibern in punkto Beratung zur Wohnraumanpassung empfehlen?**

„Sie sollten gut informiert sein und sich auf dem Laufenden halten. Wichtig ist eine neutrale Beratung zu den Möglichkeiten, die in vielen Städten durch Wohnberatungsstellen oder durch unser Internetportal angeboten werden. Wenn ein Umbau von Mietwohnungen erfolgen soll, ist die Zustimmung des Vermieters erforderlich. Eine Finanzierung über Kostenträger ist nur möglich, wenn die Zusage vor Baubeginn erfolgt."

Erfolg mit Werbepsychologie –
Tagespflege attraktiv machen durch Markenkonzepte

Snoezelen-Räume sind in Seniorenheimen fester Bestandteil jeder Besichtigungstour für Angehörige. Und das hat seinen Grund. Die meisten Faktoren, die sich positiv auf die Lebensqualität der Bewohner auswirken, sind zwischenmenschlicher Natur – dies aber verkaufsfördernd in Worte zu fassen, fällt im Rahmen einer Führung nicht leicht und wirkt deshalb auch meist bemüht und hölzern. Dagegen ist die Anregung aller Sinne das besondere Konzept der Snoezelen-Räume, und so hat ihre geradezu exotische Ausstattung oft auch den gewünschten Effekt: „Schau mal, was Oma hier alles geboten wird!" Er wird den abschließenden Eindruck, den die Verwandten von der Einrichtung erhalten, wesentlich mitprägen. Die Wirkung nennen Werbepsychologen auch „Imagetransfer".

Streng genommen beschreibt der Begriff den Imagetransfer von einer Marke auf die andere, aber das Übertragungsprinzip funktioniert ganz offensichtlich auch für die Markennutzer. Effekte wie der der Marke Snoezelen® für Senioreneinrichtungen lassen sich auch für Tagespflege-Angebote von Pflegediensten nutzen: Im Bereich der Beschäftigung für ältere Menschen und für Menschen mit Demenz sind in den vergangenen Jahren verschiedene Marken-Konzepte entstanden, die auf bestimmten Produkten oder Methoden basieren. Warum also nicht ebenfalls deren Bekanntheit und positive Ausstrahlungseffekte für den Pflegedienst wirken lassen?

Denn auch die strukturierenden Beschäftigungsangebote einer Tagespflege wirken auf Außenstehende oft zunächst so unspektakulär, dass Angehörige befürchten, ihr betreuungsbedürftiger Verwandter könnte sich langweilen und schon bald das Angebot nicht mehr nutzen wollen. Präsentiert man aber ein Programm, in dem sich neben Schlichtem (Kartoffeln schälen) auch ein paar Highlights finden, überzeugt man sogar kritischere Interessenten.

Selbst wenn Sie und Ihre Mitarbeiter davon überzeugt sind, dass hier Bewährtes einfach nur in neuen Kleidern daherkommt, sollten Sie bedenken: Für die Angehörigen ist es ein Qualitätsmerkmal, wenn sich Ihr Pflegedienst gegenüber neuen Konzepten, modernen Medien oder ungewöhnlichen Methoden offen zeigt und diese zum Wohle seiner Kunden in das eigene Tagespflegekonzept integriert.

PRAXISTIPP

Junge Marken und neue Medien

Die Ideengeber vieler neuartiger Beschäftigungs- oder Bewegungskonzepte kommen immer öfter nicht direkt aus dem Umfeld der Altenpflege. Eher gibt ihre persönliche Betroffenheit den Anstoß für Produktideen, für deren weitere Entwicklung sie dann Experten verschiedener Disziplinen heranziehen. Meist entstehen auf diese Weise Konzepte und Produkte mit wenig Erklärungsbedarf, die das Betreuungsteam in der Tagespflege ohne zusätzliche Schulung übernehmen kann. Das macht vor allem Mitarbeitern mit wenig Vorkenntnissen und/oder ehrenamtlichen Helfern den Einstieg im Umgang mit Demenzkranken leichter.

Vielleicht ist es gerade dieser Ansatz, der es diesen Anbietern ermöglicht, den Angehörigen in der Vermittlung auf Augenhöhe zu begegnen und so deren Produkte bekannt zu machen. Von diesem neuen „Miteinander-Image" können zum Beispiel auch Pflegedienste profitieren.

Singliesl Mitsing- und Erlebnis-Buchreihe mit integrierter Musikabspieltechnik für demenziell erkrankte Menschen, entwickelt von Annette Röser. www.singliesel.de

Ilses weite Welt Aktivierungskonzept mit Filmen, Fühlprodukten, Beschäftigungsbüchern und Demenz-Gesprächsleitfaden, entwickelt von Sophie Rosentreter. www.ilsesweitewelt.de

BiograVision Digitale Foto- und Filmalben für Tablet PC (Umblättern mit Fingertip). Sie werden individuell zusammengestellt aus Fotos, Audioaufnahmen, Videos des Auftraggebers; Idee und Umsetzung: Willy Fickelscheer. www.biogravision.de/altenpflege.php

das passt! Eine App fürs Apple-I-Pad mit Spiel in unterschiedlichen Schwierigkeitsstufen im Stil von Memory: Für ein Tier muss der passende Schatten erkannt werden. www.vincentz.net

Sen:do Spezielles Programm für ambulante und teilstationäre Einrichtungen: Ein Senioren-Gruppentraining für maximal 15 Teilnehmer, das Gehirn- und Körper gleichermaßen fordert und Motivation, Selbstwertgefühl, Sicherheit sowie Lebensfreude fördert; entwickelt von einem multidisziplinären Team. www.mei-do.de/sendo/

In der Beratung vom Einzelhandel lernen – Serviceangebote anderer Dienstleister besser vermarkten

Wir alle kennen Points of Sales (PoS): Sie sollen uns im Supermarkt zu Spontankäufen verleiten und manches Mal klappt das auch – nur möchte es keiner so recht zugeben. Bestimmte Produkte werden dafür zusätzlich mit Displays, Regal-Stoppern, Fensterklebern, Aktionstafeln, Pfeilen oder Bodenklebern ausgerüstet – was ihren Abverkauf nachweislich fördert.

Besonders ins Auge fallen PoS in der Form von Demo- und Probierständen. Da reichen freundliche Damen diverse Häppchen und Schlückchen und begleiten das anschließende Kauen, Schmecken, Riechen und Schlucken mit netten und absatzfördernden Plaudereien. Ins Gespräch zu kommen und eine entspannte und vertrauensvolle Atmosphäre zu schaffen, ist dabei die Basis ihres Verkaufserfolgs. Das funktioniert verlässlich. Und deshalb spielen solche Stände im Marketing des Einzelhandels noch immer eine große Rolle.

Ähnlich wie ein PoS im Supermarkt können für Pflegedienste auch die zusätzlichen Serviceangebote funktionieren, die Ihr Pflegedienst „im Programm" haben kann. Ihre Mitarbeiter können diese im Rahmen eines Beratungsgesprächs präsentieren, wenn es um Themen wie Entlastung (die eigene oder die von Angehörigen) oder den Erhalt von Eigenständigkeit geht. Zählt ein Pflegedienst hierfür eine Fülle bedarfsgerechter Angebote auf wie Hausnotruf, Menüservice, mobile Fußpflege, mobiler Friseur, aber auch eigene Angebote wie etwa hauswirtschaftliche Dienstleistungen, Gartenarbeit, Hausmeisterarbeiten, Boten- und Fahrservice, Tagespflegeangebote, Demenzbetreuungsgruppen usw., dann zeugt das vor allem von hoher Kompetenz und großem Verständnis und Einfühlungsvermögen für die Sorgen der Kunden: „Die denken ja wirklich an alles ..."

Aber auch eine einzelne Serviceleistung kann als PoS zum Einsatz kommen: Mit der Überreichung eines Gratis-Gutscheins zum Ausprobieren eines Angebots lässt sich – ähnlich wie am Probierstand – die Basis für ein Gespräch schaffen, in dem weitere mögliche Bedarfsfelder ermittelt und Angebote gemacht werden können.

Die Praxis sieht jedoch erfahrungsgemäß noch immer ganz anders aus: Oft werden Hausnotruf, Menüservice und Co. nur verschämt auf der Pflegedienst-Webseite aufgeführt, jedoch nicht aktiv vermarktet. Vielleicht, weil sich im Team niemand findet, der Freude an der Beratung und dem Verkaufen sozialer Dienstleistungen hat? Angesichts des steigenden Bedarfs an Alltagsunterstützung lohnt in diesem Bereich aber ein Umdenken.

PRAXISTIPP

So kurbeln Sie den Verkauf an

Einstellung ändern Nicht selten hört man von Pflegedienst-Mitarbeitern: „Ich habe doch nicht den Pflegeberuf ergriffen, um Serviceleistungen zu verkaufen!" Tatsächlich gilt es in den helfenden Berufen oft geradezu als unmoralisch „Hilfe zu verkaufen". Von dieser Einstellung sollte man sich aber verabschieden, denn:

Soziale Dienstleistungen haben einen WERT. Also müssen sie zwangsläufig etwas kosten und dürfen von Ihren Mitarbeitern auch selbstbewusst verkauft werden!

Bedarfsfelder ermitteln Eine soziale Dienstleistung nimmt ein Kunde dann in Anspruch, wenn er ein Defizit erkannt hat. Die Kunst des Beraters liegt nun darin, nicht nur das Defizit zu erkennen, sondern dem Kunden eine Lösung für sein Problem zu bieten. Wer gut darin ist zuzuhören, kann im Gespräch über den Alltag des Kunden ermitteln, mit welchen Problemen, Hürden und Beschwernissen dieser zu kämpfen hat, welche Defizite und Abstriche er in seiner Lebensqualität bekundet.

Behutsam und einfühlsam fragen – das wird auf jeden Fall belohnt: Der Befragte fühlt sich wertgeschätzt und erkennt Möglichkeiten, die sein Leben erleichtern und auf die er möglicherweise gar nicht von alleine gekommen wäre. Und für den „Verkäufer" bleibt das befriedigende Gefühl, damit tatsächlich geholfen zu haben.

Die Richtigen finden Nicht jeder Pflegedienstmitarbeiter ist ein begnadeter Verkäufer. Aber: Jeder Pflegedienst sollte wenigstens einen davon haben. Vielleicht haben Sie ein verkanntes Verkaufsgenie in Ihrem Team? Haben Sie Kandidaten gefunden oder gewinnen können, denen „das Verkaufen" liegt oder die Interesse zeigen, sollten sie solche Mitarbeiter entsprechend schulen lassen. Branchenbekannte Berater wie Ralph Wißgott oder Thomas Sießegger bieten speziell im Pflegebereich entsprechende Seminare an.

Anreize schaffen Egal wie Sie es nennen, ob Provision, Vermittlungsvergütung, Prämie, Incentive oder auch Bonuspunkte innerhalb eines Systems: Für eine von Erfolg gekrönte Vermittlungstätigkeit sollten Sie Ihren Mitarbeitern unbedingt eine Belohnung in Aussicht stellen etwa in Form eines Gutscheins, Präsents oder einer Vergünstigung.

Ehrenamtliche Mitarbeiter – Impulse für die Zukunft ambulanter Pflege

Auch das gehört zum Kundenservice: Im Sinne der Klienten und ihrer Angehörigen handeln und deshalb für sie Dienste und Hilfen organisieren von freiwilligen Helfern. Wer nun glaubt, er grabe seinem Pflegedienst damit das Wasser ab, der irrt.

Eigentlich fehlt immer die Zeit, die man gerne für ein paar Worte mehr mit Klienten und deren Angehörigen hätte – wer sie sich nimmt, riskiert wirtschaftliche Einbußen und die mögliche Verspätung beim nächsten Klienten. Engagierte Pflegekräfte sind dabei nicht glücklich und kämpfen stets mit ihrem schlechten Gewissen. Das Bedürfnis Ihrer Kunden nach Zuwendung kann so auch nicht zufriedengestellt werden.

Dieses Dilemma können ehrenamtlich tätige Menschen auflösen helfen. So kümmern sich z. B. Pflegebegleiter ausschließlich um die Belange pflegender Angehöriger, sind also keine kostenlose Konkurrenz, sondern eine Entlastung. Ihre Mitarbeiter können sich ganz ihren Kernaufgaben widmen. Durch eine Kooperation mit solchen freiwilligen Helfern demonstriert ein Pflegedienst seine Bereitschaft, im Interesse seiner Kunden und deren Angehörigen auch außergewöhnliche Wege zu gehen – das schafft Kundenzufriedenheit und zusätzlich ein positives Image durch das erweiterte Serviceangebot.

Auf Internetseiten, in Broschüren und in ihrem Pflegeleitbild bekennen sich Pflegedienste zwar oft vollmundig dazu, dass der Mensch mit all seinen Bedürfnissen im Mittelpunkt ihrer Bemühungen steht. Seien wir ehrlich: Wer diesem hochgesteckten Ziel möglichst nahe kommen möchte, braucht dafür mehr Zeit, als ihm zur Verfügung steht, und handelt möglicherweise zum Nachteil des nächsten Klienten im Tourenplan. Außerdem agiert er mit großer Wahrscheinlichkeit unwirtschaftlich für das Unternehmen – sofern er das beziehungspflegende Plauderstündchen nicht in seine Freizeit verlegt. Ebenso sicher ist: Stets arbeitet das schlechte Gewissen mit, wenn man dem Anspruch ganzheitlicher Pflege und Zuwendung nicht gerecht werden kann.

Aber nicht nur die Arbeitszufriedenheit der Mitarbeiter sinkt, wenn die „Beziehungspflege" zu den Klienten leidet. Klagen wie etwa „Nie haben die Mitarbeiter von Pflegedienst XY mal ein bisschen Zeit, immer hetzen sie so durch ..." machen schnell „die Runde" und können dem Ruf eines Dienstes dauerhaft schaden.

Gehen Sie mit Freiwilligen in die Offensive

Um einer solchen Entwicklung entgegenzuwirken, müssen Pflegedienst-Betreiber kreativ werden und mutig in die Offensive gehen mit dem Ziel „zufriedene Kunden, zufriedene Angehörige und entlastete Mitarbeiter". Das lässt sich erreichen zum Beispiel durch eine Zusammenarbeit mit ehrenamtlich arbeitenden Menschen. Es gibt die unterschiedlichsten Angebote und Anlaufstellen für Freiwilligenarbeit.

Bislang nutzen aber noch viel zu wenige Pflegedienste solche Möglichkeiten. Die Entscheidung zu einem solchen Schritt sollte Pflegedienst-Betreibern leichter fallen, wenn sie die Vorteile der Kooperation mit den Freiwilligen erkennen:

» Die Palette von Entlastungsangeboten für pflegende Angehörige wird erweitert.

» Die Zufriedenheit von Kunden und ihren Angehörigen steigt.

» Mitarbeiter in der Pflege werden entlastet und können sich auf ihre Kernaufgaben konzentrieren.

» Neue Impulse, die vom Engagement freiwilliger Helfer ausgehen, können häusliche Situationen verbessern und sich zudem positiv auf eingefahrene Abläufe des Pflegealltags auswirken.

» Offenheit für Netzwerke und eine allgemeine Kooperationsbereitschaft sind besonders Image fördernde und öffentlichkeitswirksame Faktoren.

» Die Erschließung einer neuen Kundenzielgruppe wird möglich: berufstätige, pflegende Frauen.

Erschließen Sie einen neuen Kundenkreis

Ein Pflegedienst, der sich für die Zukunft rüsten will, kann den demographischen Wandel ebenso wenig ignorieren wie folgende Tatsache: Künftig werden immer weniger Frauen mittleren Alters bereit sein oder es sich leisten können, ihre Berufstätigkeit komplett für die Pflege und Betreuung älterer Familienmitglieder aufzugeben.

Dies erfordert ein Umdenken in der häuslichen Pflege: Wer diesen Frauen ein Netzwerk aus Hilfen präsentiert, das Pflege organisierbar und weniger belastend macht, kann sich auf diese Weise ein neues Kundensegment erschließen. Schon heute fehlen den betroffenen Frauen Entlastungsangebote, Beratung und kompetente Ansprechpartner. Haushaltsnahe Dienstleistungen gehören in dieses Kooperations-Konzept ebenso wie der Einsatz von freiwilligen Helfern und von Pflegekräften des ambulanten Dienstes.

Kooperieren Sie mit Pflegebegleitern

Besonders für den Einsatz in ambulanten Pflegediensten geeignet sind die so genannten Pflegebegleiter. Ihre Aufgabe ist es, sich ausschließlich um die Bedürfnisse von pflegenden Familienmitgliedern zu kümmern. Sie entlasten also nicht durch Mithilfe in der Pflege, sondern haben eine ganz andere Zielsetzung: Die ehrenamtlichen Pflegebegleiter nehmen sich Zeit und Muße mit den Angehörigen über deren Belastungen, Sorgen und Wünsche zu sprechen. Sie bauen eine Vertrauensbasis auf, zeigen gegebenenfalls mögliche Lösungswege für unterschiedliche Problemfelder auf, die Angehörige oft belasten: Isolation, schwindender Freundeskreis, kaum Zeit für eigene Interessen und Aktivitäten, Zunahme von körperlichen Beschwerden, Depressionen, familiäre Konflikte, Sucht oder Gewalt usw.

Für diese Aufgabe wurden mittlerweile deutschlandweit Freiwillige in 133 Standorten ausgebildet. Finanziert wurde das auf fünf Jahre angelegte Projekt bis Ende 2008 gemeinsam von den Spitzenverbänden der Pflegekassen und dem Bundesfamilienministerium. Das Forschungsinstitut Geragogik e.V. (Fogera) Witten/Viersen begleitet das Netzwerk Pflegebegleitung bis heute. Kooperationspartner sind das Seniorenbüro Hamburg, das Paritätische Bildungswerk Stuttgart, das Diakonische Werk Dortmund, die Sozialakademie AWOSANO in Potsdam (www.pflegebegleiter.de).

Nach einem 60-stündigen Kurs in kleineren Gruppen und auf der Basis selbstbestimmten Lernens mit vertiefenden Exkursionen und Praxiserkundungen erhalten die Absolventen ein Zertifikat. Fachlich qualifizierte so genannte Projekt-Initiatorinnen sorgen dafür, dass die Absolventen-Gruppe weiter im Kontakt bleibt – sei es für den wichtigen Erfahrungsaustausch oder weitere Fortbildungen.

Anschließend sollen die einzelnen Gruppen in Institutionen vor Ort verankert und in deren Strukturen eingebunden werden. Bislang haben sich dazu bundesweit 100 Organisationen und Kommunen entschlossen und integrieren mittlerweile die Pflegebegleiterinnen in ihre verschiedenen Netzwerke.

Werden Sie Partner von Projekten und Initiativen

Einen etwas anderen Ansatz praktizieren die freiwilligen Helfer der Alzheimer Gesellschaft. Auch sie leisten keine Pflege, sondern bieten Angehörigen Entlastung, indem sie stundenweise demenziell erkrankte Pflegebedürftige individuell betreuen und beschäftigen. Wie die Pflegebegleiter erhalten auch die Freiwilligen Helfer der Alzheimer Gesellschaft entsprechende Schulungen, Fortbildung und fachliche Begleitung.

Regional begrenzte Projekte und Initiativen sind im Bereich der Freiwilligenarbeit so zahlreich, dass eine Aufzählung den Rahmen sprengen würde. Und das Angebot wächst weiter: Gibt man „Freiwilligenbörse", „Ehrenamt" oder Bürgerschaftliches Engagement", „Seniorenbegleiter" oder „Pflegebegleiter" zusammen mit einer Ortsangabe in die Suchmaschine „google" ein, ist die Chance groß, eine entsprechende Anlaufstelle ganz in der Nähe zu finden. Oft koordinieren Bürgerbüros in den Kommunen bestehende Netzwerke oder können Auskunft geben.

Teil eines solchen Netzwerkes zu werden und den eigenen Kunden solche Hilfsangebote zu vermitteln, zeichnet nicht nur die besondere Servicebereitschaft eines Pflegedienstes aus. Es ist auch ein kreativer und außerdem öffentlichkeitswirksamer Schritt in Richtung Kundengewinnung, Profilschärfung und Zukunftssicherung.

PRAXISTIPP

Ehrenamtliche zu Botschaftern machen

Schlüsselfunktion Für Ihren Pflegedienst haben Menschen, die ehrenamtlich mit Ihrem Dienst in Kontakt kommen, eine Schlüsselfunktion als Multiplikatoren.

Andere für sich sprechen lassen Je besser sich Kontakt, Zusammenarbeit und Beziehungen zu „Ihren" Ehrenamtlichen gestalten, desto größer auch Ihre Chancen weiterempfohlen zu werden. Wer von der Qualität und den Leistungen und vom absoluten Leistungswillen Ihres Pflegedienstes überzeugt ist, weil er es selbst täglich erlebt, der wird gerne Ihr Unternehmen weiterempfehlen.

Imagegewinn Die Zusammenarbeit mit Ehrenamtlichen ist eine sensible, aber lohnende Aufgabe. Abgesehen vom unbestreitbaren Nutzen für Ihre Kunden profitiert Ihr Pflegedienst durch einen hohen Imagegewinn. Gelingt es Ihnen, die Beziehungen zu Ihren Ehrenamtlichen ebenfalls auf Augenhöhe zu führen, deren Fragen und Kritik ernst zu nehmen und ihre Anregungen auch tatsächlich umzusetzen, dann entwickeln sich „Ihre" Ehrenamtlichen zu Botschaftern mit großer Überzeugungskraft.

Ein hilfreicher Ratgeber für Entscheidungsträger in ambulanten und stationären Alteneinrichtungen informiert rund um Freiwilligenarbeit: Wo lassen sich freiwillige Helfer einsetzen, wie gewinnen und motivieren: „Freiwilligenarbeit in der Altenhilfe" von Sigrid Daneke, Urban & Fischer, ISBN 3-437-47420-0

In einer umfassenden Informationsschrift erhalten Sie auf 40 Seiten versicherungstechnische Sachverhalte zu Ehrenamtlichen im sozialen Bereich – vor allem zu Unfall- und Haftpflichtversicherung. Es werden aber auch die möglichen Vorteile einer Dienstreise-Fahrzeugversicherung und einer Betriebsrechtsschutzversicherung erläutert: „Versicherungsschutz im sozialen Ehrenamt" von Karin Stiehr, Band 1 der Schriftenreihe der Bundesarbeitsgemeinschaft Seniorenbüros, ISBN 3-927219-63-0

5 Netzwerkarbeit

Unentbehrlich, damit die Kunden nicht ausbleiben: Kontakte knüpfen und pflegen

PR & Marketing für Pflegedienste · Marion Seigel
© Vincentz Network GmbH & Co.KG, Hannover 2013
ISBN 978-3-86630-342-3

Medienkontakte –
werden Sie als Pflegeexperte zum Ansprechpartner für Redaktionen

Wer für seinen Pflegedienst erfolgreiche Pressearbeit leisten möchte, der sollte den Kontakt zu den Medien, besonders zu den regionalen, professionell pflegen. Nur dann erzielt man einen hohen Bekanntheitsgrad mit zusätzlichem Effekt: Die Erwähnung Ihres Pflegedienstes im redaktionellen Teil der örtlichen Tageszeitung wird vom Leser viel bewusster wahrgenommen als eine Anzeige, die Sie dort platzieren.

Ein guter Kontakt zur Lokalredaktion entsteht, wenn Sie immer wieder Anlässe schaffen, die sich für den Veranstaltungskalender in der Lokalpresse eignen und darüber hinaus zusätzlich Nachrichtencharakter haben. Sie sollten außerdem persönliche Beziehungen herstellen, indem Sie beispielsweise den Redakteur für Unternehmensnachrichten in Ihren Pflegedienst einladen – vielleicht zu einem Interview, zum Hintergrundgespräch oder für ein Unternehmensporträt?

Lokalredaktionen sind übrigens immer auf der Suche nach Menschen, die zu bestimmten Themen – in Ihrem Fall alles rund um die Pflege – kompetent Stellung nehmen können. Solche Statements schaffen für die Leser den lokalen Bezug zu aktuellen Themen und machen die Berichterstattung lebendig und interessant – zur Freude jedes Lokalredakteurs.

Gelingt es Ihnen, sich in der Redaktion den Ruf des/r zitierbaren Fachmanns/frau zu erwerben, wird die Redaktion Sie bei Bedarf, also wenn es mal wieder um ein Pflegethema geht, um eine Stellungnahme bitten. Für Sie und Ihren Pflegedienst bedeutet dies einen enormen Imagegewinn. Sie haben damit die Chance, ganz allgemein ein gutes Klima für die ambulante Pflege zu schaffen und sich dabei in der Öffentlichkeit als vertrauensvoller noch dazu kompetenter Pflegeexperte zu profilieren. Glaubwürdiger können Sie für Ihr Unternehmen in Ihrem Umfeld kaum werben.

Allerdings müssen Sie auch ein verlässlicher Partner der Redaktion sein: Reagieren Sie auf Anfragen nach Info-Material oder auf Bitten um Rückrufe nur schleppend, verliert ein Redakteur bald das Interesse und sucht sich einen anderen Kontakt. Geben Sie deshalb Ihrem festen Ansprechpartner in der Redaktion auf jeden Fall Ihre persönliche Handy-Nummer und die Möglichkeit, Sie nötigenfalls auch privat zu erreichen. Der gute Pressekontakt funktioniert dann am besten, wenn Sie ihn zur Chefsache machen.

Grundlagen zur Beziehungspflege mit Redaktionen

Sie wundern sich, dass Ihre Pressemitteilung an die örtliche Tageszeitung über den letzten Demenz-Infoabend keine Beachtung fand?

Dann sollten Sie nach folgendem Muster in die Offensive gehen: Rufen Sie in der Redaktion an und erkundigen Sie sich nach Ressort und Ansprechpartner für Veranstaltungshinweise und/oder -kalender. Den/die verantwortliche/n Redakteur/in fragen Sie, ob Ihre Information bei ihm/ihr angekommen sei, denn sie sei ja leider nicht erwähnt worden. Er/sie wird Ihnen verschiedene Gründe nennen, etwa: Ihre Meldung kam nach Redaktionsschluss oder ist innerhalb der Redaktion vielleicht auch einfach fehlgeleitet worden.

Erkundigen Sie sich bei dieser Gelegenheit nach einer geeigneten Vorgehensweise für die Zukunft, bitten Sie um einen festen Ansprechpartner, dem Sie die Informationen überreichen können. Weisen Sie daraufhin, dass Sie regelmäßig solche und ähnliche Veranstaltungen anbieten, weil Sie hier ein großes Informationsdefizit in der Bevölkerung spüren. Vielleicht möchte die örtliche Tageszeitung dieses Thema grundsätzlich einmal aufgreifen? Gibt es einen Themenplan? Bieten Sie sich außerdem als kompetenter Gesprächspartner an, laden Sie den/die Redakteurin ein.

Geben Sie nach einer Erwähnung Ihres Pflegedienstes in der Zeitung dem zuständigen Redakteur stets eine positive Rückmeldung, selbst dann, wenn der Umfang der Berichterstattung nicht ganz Ihren Vorstellungen entsprach. Damit bereiten Sie den Boden für jede weitere Zusammenarbeit.

Seien Sie nicht enttäuscht, wenn zu einer Ihrer Veranstaltungen „nur" ein Volontär, ein Praktikant oder ein freier Mitarbeiter erscheint. Gerade von diesen dürfen Sie ganz besonderes Engagement erwarten: Der Freie verdient sein Geld auf Dauer nur, wenn er gute Qualität liefert, der Volontär will zeigen, was er kann, und der Praktikant möchte entweder ein Volontariat oder braucht ein gutes Praktikumszeugnis.

Netzwerke – Imagegewinn durch Kooperation und Engagement

Die Welt teilt sich beim Thema „netzwerken" in zwei Fraktionen: Die erfolgreichen und überzeugten Netzwerker und solche, die enthusiastisch ans Werk gingen, möglicherweise viel Energie hineingesteckt haben, deren Erwartungen aber enttäuscht wurden und die schließlich aufgaben.

Ein Appell an die Enttäuschten: Versuchen Sie es trotzdem noch einmal. Das Interesse an der Vernetzung von Anbietern sozialer Dienste im kommunalen Bereich ist gewachsen und viel stärker geworden als noch vor wenigen Jahren: Die Devise „ambulant vor stationär", die Etablierung von Pflegestützpunkten und das Recht auf Pflegeberatung förderte die Entwicklung von unterschiedlichsten Hilfestrukturen und Netzwerken zusätzlich.

Hier ist viel Aufbruchstimmung, und es entstehen laufend weitere Modellprojekte. Wer da nicht rechtzeitig seine Bereitschaft zum Mitmachen bekundet und sich entsprechend unternehmerisch engagiert, wird mittelfristig schon zu den Verlierern zählen, weil dann andere viel leichter den wichtigen Erstkontakt mit potenziellen Kunden bekommen. Denn was in vielen Kommunen noch als Projekt in einer Testphase läuft, wird möglicherweise schon bald eine gut organisierte Struktur von kooperierenden Partnern sein, in die Sie nachträglich möglicherweise nur noch schwer hineinkommen.

Für Ihre Kunden und diejenigen, die es noch werden sollen, transportiert der Netzwerkgedanke vor allem eine wichtige Botschaft: Ich profitiere als Kunde vom Netzwerk meines Pflegedienstes, denn ich komme so leichter an Leistungen, die ich mir sonst alleine suchen müsste. Dieser Pflegedienst kann schneller reagieren oder umfassender meinen Fall behandeln, weil er immer die richtigen Leute an der Hand hat, manches geht dabei vielleicht auch über den kleinen Dienstweg, über gute Beziehungen, einfach unbürokratischer.

Richtig verpackt und vermarktet, also den Kundennutzen fest im Visier, wirkt die Einladung „Profitieren Sie von unserem Netzwerk" auf zwei Wegen vertrauensbildend: „Bei diesem Pflegedienst fühle ich mich gut aufgehoben, weil er Lösungen für jedes meiner Probleme liefern kann". Und als eine Art Umkehrschluss: „Mit einem schlechten und unzuverlässigen Pflegedienst würde doch kein Partner und kein Netzwerk zusammenarbeiten", also muss dieser Dienst gut sein". Nutzen Sie also Ihre Chance.

PRAXISTIPP

Ihr Einsatz als Zukunftsinvestition

Ein eigenes Netzwerk zu initiieren, ist in der Tat eine große Herausforderung. Wenn Sie es sich aber richtig überlegen, haben Sie vielleicht schon ein Mini-Netzwerk. Denn Sie arbeiten sicher mit einem Sanitätshaus, Apotheken, Ärzten und Therapeuten zusammen oder auch mit Mahlzeitenservice, Hausnotruf, Fußpflege oder Mobil-Friseur.

Ist dies der Fall, wird es höchste Zeit, aktiv zu werden und Ihr Servicenetz offensiv zu vermarkten: Sprechen Sie Ihre Partner direkt an, fragen Sie, ob Sie Partner- oder Netzwerk-Links in Ihren Internetauftritt einbauen dürfen. Führen Sie nach Absprache die Logos Ihrer Partner auch in Broschüren, auf Infotafeln oder im Fenster Ihres Pflegedienstbüros usw. Sie können Ihre Partner darum bitten, dasselbe auch für Sie/Ihren Pflegedienst zu tun.

Besonders wirkungsvoll sind Netzwerke mit einem eigenem Namen und Internetauftritt. Bevor Sie solch ein Netzwerk starten, brauchen Sie ein rundum überzeugendes Konzept, mit dem Sie ihre potenziellen Partner ins Boot holen. Welche gemeinsamen Ziele wollen Sie erreichen: Verbesserung des Case-Managements oder Entlastung beim Bereitschaftsdienst, Vergünstigungen durch Einkaufs- oder Werbegemeinschaften, Kooperation im Bereich Mitarbeiterschulungen, gemeinsame Infoveranstaltungen für Angehörige?

Informieren Sie sich aber zuerst, ob nicht andere vor Ihnen in Ihrer Region oder Ihrem Wirkungskreis schon Ähnliches initiiert haben. Ist dies der Fall, dann bemühen Sie sich um die Aufnahme in ein solches Netzwerk. Weil immer mehr Unternehmen aus der Sozial- und Gesundheitswirtschaft miteinander kooperieren, ist es in Ihrer Region gar nicht so unwahrscheinlich, dass es entsprechende Initiativen bereits gibt.

Auch durch die Mitarbeit in Bürgerstiftungen, Vereinen und örtlichen Arbeitskreisen rund um die Themen Alter, Pflege, Betreuung, neue Wohnformen im Alter entstehen gute Kontakte und tragfähige Beziehungen für spätere Kooperationen. Verstehen Sie Ihr persönliches Engagement dort als eine nachhaltige Investition in die Zukunft Ihres Pflegedienstes.

Initiative ergreifen – Pflegedienst zur Netzwerkplattform für Angehörige und Ehrenamtliche entwickeln

Öffentlichkeitsarbeit im besten Sinne ist, wenn ein Unternehmen so agiert, dass es positiv auffällt und zwar permanent. Um dies zu erreichen, können Sie für Ihren Pflegedienst einen Themenbereich finden, mit dessen Hilfe er laufend präsent ist im Bewusstsein der Menschen in Ihrer Umgebung. Ideal wäre ein Thema, das eine Brücke baut zwischen Ihrem Pflegedienst und Personen, die mit Pflegethemen noch nichts tun haben: Aktive, rüstige Rentner und Rentnerinnen.

Bürgerschaftliches Engagement ist in keiner Bevölkerungsgruppe so stark ausgeprägt wie bei Menschen im Alter zwischen 60 und 69 Jahren. Sie haben die gesellschaftlichen Umbrüche der 60er- und 70er-Jahre bewusst erlebt und wurden durch sie nachhaltig geprägt. Deshalb wollen sie sich in ihrem nach-beruflichen Leben nicht ausruhen, sondern weiterhin „noch etwas bewegen".

Ihr Engagement kommt häufig und zunehmend besonders der eigenen Bezugsgruppe der älteren Menschen zugute. Aber nicht nur soziales Pflichtge-fühl motiviert Ehrenamtliche im Rentenalter. Sie wollen auch soziale Kontakte knüpfen, ihren Horizont erweitern und sich ein positives Lebensgefühl erhalten. Ihr Problem allerdings ist häufig: Sie würden sich gerne engagieren, wissen aber meist nicht so recht, wo oder wofür.

Warum also nicht die Bereitschaft und Energie Ihrer „künftigen Zielgruppe" auf ein attraktives Tätigkeitsfeld lenken? Sie handeln dabei nicht nur im Sinne Ihrer Kunden. Dass solche Projekte nämlich ganz automatisch laufend Öffent-lichkeitsarbeit für Ihren Pflegedienst betreiben, ist der erfreuliche Nebeneffekt: Denn ehrenamtliche Mitarbeiter gehören – ebenso wie Angehörige von Pflegekun-den – zu den wichtigsten Multiplikatoren für Ihr Unternehmen (siehe Seite 133).

Bevor Sie aber ein Projekt mit freiwilligen Helfern starten, sollten Sie sich gut informieren – Enthusiasmus alleine genügt nicht. Denken Sie daran, dass die Zusammenarbeit mit Ehrenamtlichen auch personelle Kapazitäten in Ihrem Unternehmen bindet – und zwar für Organisation, Betreuung und Schulung.

Informieren Sie sich deshalb, wie Mitbewerber oder Netzwerke in Ihrer Umgebung die Zusammenarbeit mit Ehrenamtlichen gestalten. Vielleicht suchen Sie sich aber auch Mitstreiter, denn was man nicht alleine stemmen kann, das sollte man mit Kooperationspartnern in einem Netzwerk versuchen.

PRAXISTIPP

So begeistern Sie Freiwillige

Menschen, die der Gesellschaft etwas zurückgeben wollen und sich deshalb freiwillig für eine Sache engagieren, tun dies gerne – aber nur unter bestimmten Voraussetzungen.

Es frustriert sie besonders schnell, wenn

> sie ungefragt für eine bestimmte Tätigkeit eingesetzt werden,

> ihre Meinung keinen interessiert,

> ihre Anregungen abgeblockt werden,

> sie nicht einbezogen werden in Entscheidungs- oder Entwicklungsprozesse,

> sie kein Dankeschön hören.

Es motiviert freiwillige Helfer besonders, wenn

> sie nach Ihren Neigungen, Fähigkeiten und Wünschen gefragt werden,

> sie diese entsprechend einsetzen können,

> wenn ihre Meinung nicht nur gerne gehört, sondern auch angenommen wird,

> sie spüren, wie ihre Anregungen umgesetzt werden,

> ihre Leistungen wertgeschätzt werden,

> ihr Einsatz öffentliche Anerkennung findet.

Die Bereiche, in denen Sie ehrenamtlich Tätige einsetzen können, sind vielfältig. Überlegen Sie, was Sie ihren Kunden gerne anbieten würden, das Sie und ihre Mitarbeiter aber im Rahmen Ihrer Tätigkeit so vielleicht nicht im gewünschten Umfang leisten können:

> Besuchsdienste und Besorgungen,

> Spazierengehen und Vorlesen,

> Gruppenaktionen, z. B. Ausflüge mit Begleitung,

> Betreuungsnachmittage, regelmäßige Betreuungsgruppen,

> Veranstaltungen und Aktionen mit Kindergärten, Schulklassen, Jugendgruppen (siehe Seite 90).

Vielleicht gibt es einen Kooperationspartner oder einen anderen Pflegedienst, mit dem Sie zusammenarbeiten könnten?

> Versuchen Sie in diesem Fall, Konkurrenzdenken hintenanzustellen – es geht in erster Linie um ein soziales Projekt.

> Gewinnen Sie gemeinsam Sponsoren für Ihre Idee. Mit Spenden könnten Sie z. B. einen Ausflug für Ihre Ehrenamtlichen bestreiten (siehe Seite 72).

> Ihr Lohn ist ein enormer Imagegewinn – und alle Beteiligten, Partner und Sponsoren profitieren erfahrungsgemäß gleichermaßen davon.

> Wenn „Ihre Freiwilligen" stolz sind, weil sie Teil eines solchermaßen anerkannten Projekts sind, entwickeln sie sich zu erfolgreichen Multiplikatoren.

Kommunalpolitik – die Königsform der Öffentlichkeitsarbeit: sich einmischen, Stellung beziehen, mitgestalten

Im Bereich der Öffentlichkeitsarbeit macht sich ein Trend bemerkbar: Die klassische Pressearbeit wird immer häufiger ergänzt durch den öffentlichen Auftritt von Unternehmensleitern oder Managern, die sich auf diese Weise als Experten und Meinungsführer zu bestimmten Themenbereichen profilieren – und damit auch ihre Unternehmen immer wieder in den Fokus rücken.

Diese Entwicklung ist nach Meinung von PR-Profis die Folge einer wachsenden Konformität trotz Medienvielfalt. Zwar erlaubt sie Firmen, sich auf unterschiedlichste Weise zu präsentieren und darzustellen. Wirklich kreativ nutzen dies aber die wenigsten. Stattdessen erleben wir eher einen Angleichungsprozess – so wirken z. B. viele Firmenwebseiten beliebig, austauschbar und konturlos.

Deshalb geht nun der Trend in Richtung „Personifizierung". Steht nämlich ein Mensch für ein Unternehmen, fassen wir nicht nur leichter Vertrauen. Vielmehr erhält das Unternehmen plötzlich ein „Gesicht". Unser Unterbewusstsein signalisiert „Menschlichkeit, Nähe" und verknüpft emotional das Unternehmen mit der Person, die es vertritt. Und dieser Umstand macht es uns leichter, einen Anbieter von seinen Konkurrenten zu unterscheiden. Über den Stellvertreter lässt es sich dann einfach leichter identifizieren und zuordnen.

Sich als Fachmann oder -frau in Sachen Pflege oder Altenpflege im öffentlichen Raum zu engagieren, steigert deshalb nicht nur die Bekanntheit des eigenen Pflegedienstes (PR-Effekt Nummer 1). Es wird vor allem das Interesse an Ihrer Person und dem Thema zunehmen, für das Sie eintreten.

Der viel wichtigere, zweite Effekt ist der enorme Imagegewinn: Die Anerkennung und Zustimmung, die Sie persönlich erhalten, wird unmittelbar mit Ihrem Dienst in Verbindung gebracht. Wer als Inhaber/in eines Pflegedienstes zum Beispiel mit dafür sorgt, dass neue Betreuungskonzepte oder Hilfestrukturen für ältere Menschen in der Gemeinde, im Stadtteil oder Wohngebiet geschaffen werden, dessen Dienst wird vor allem Profil und hohes Ansehen gewinnen.

Eine konstruktive Zusammenarbeit mit Entscheidern in Gemeinde/Stadtteil, in kommunalen Stellen, mit Organisationen, die in der Bevölkerung verankert sind, bringt neben wichtigen Kontakten auch einen enormen Rückhalt in der Bevölkerung. Ihr Pflegedienst wird zu einer festen Größe, Sie zu einem respektierten Experten, Ihre Meinung und Stellungnahme haben Gewicht. So fest verwurzelt, kann Ihr Pflegedienst zur wichtigen Anlaufstelle in Ihrem Wirkungskreis werden, wenn es um Pflege, Betreuung, Alltagshilfen usw. geht. Eine bessere Vorsorgemaßnahme für Krisen-PR gibt es nicht (siehe Seite 151).

Ihr Weg in die kommunale Öffentlichkeit

Mitarbeit und Mitgestalten auf kommunaler Ebene wirkt vor allem langfristig und nachhaltig. Erwarten Sie also zunächst keine messbaren Effekte wie etwa einen Neukunden im Anschluss an eine Veranstaltung oder Aktion.

Suchen Sie Anknüpfungspunkte für ein Engagement, es gibt sie in jeder Gemeinde, in jedem Quartier. Nehmen Sie Kontakt auf

> zu den kommunalen Entscheidungsträgern. Größere Gemeinde oder Städte haben meist sogar Seniorenbeiräte, die die Interessen der älteren Einwohner wahrnehmen und zum Beispiel in Gemeindeversammlungen und Ausschuss-sitzungen vertreten.

> zu bereits bestehenden Projekten für Senioren – kommunalen oder bürger-schaftlich initiierten.

> zu Projekten im Bereich der Jugendarbeit, die sich mit solchen für Senioren verknüpfen lassen.

Entwickeln Sie ein Handlungskonzept für Ihr Engagement. Dazu ermitteln Sie in den Gesprächen mit Initiatoren und Projektbeteiligten, in welchen Bereichen sie diese Defizite sehen oder welche Formen der Unterstützung sie brauchen könnten.

Suchen Sie sich „Mitstreiter" in Ihrem Team. Vielleicht finden Sie unter Ihren Mitarbeiter jemanden, der besonders tief verwurzelt ist im örtlichen Gemeinwesen, in Vereinen, Schulen, Kindergärten, Müttergruppen usw. und so auch ein besonderes Interesse daran zeigt, Strukturen zu fördern, die für alle von Nutzen sind. Sich zusammen mit seinem engagierten Arbeitgeber einzusetzen, fördert dabei auch das eigene Ansehen in der Gemeinde ...

Solch ein Einsatz ist für Sie persönlich mit zeitlichem Mehraufwand verbunden, erfordert Geduld und einen langen Atem: Ein Engagement in Vereinen, Initiativen, Ausschüssen und Projekten mit vielen beteiligten Parteien kann manchmal müh-sam und zäh sein. Weil Sie dafür sicher Freizeit opfern müssen, sollten Sie grund-sätzlich Freude daran haben und Ihr Tun dort nicht als Last empfinden. Gelingt Ihnen dies und können Sie sich hier bewähren, wird die Anerkennung groß sein und in Form von Empfehlungen fortwährend und verlässlich Neukunden ins Haus bringen (Empfehlungsmarketing).

Misstrauen abbauen – wie Konkurrenzdenken und Angst geschäftsfördernde Kooperationen verhindern

Seit ich für Unternehmen aus der Pflegebranche tätig bin, überrascht mich immer wieder, mit welcher Abneigung und Feindseligkeit manchmal von Mitbewerbern gesprochen wird. Das ist nicht nur widersinnig und schade, sondern aus Sicht des Marketing-Profis auch eine Ressourcenverschwendung ohnegleichen. Deshalb weise ich meine Kunden immer wieder auf die Vorteile von Netzwerken, strategischen Allianzen und umsatzfördernden Methoden wie Empfehlungsmarketing hin.

Als Pflegeanbieter kämpft man doch schon an vielen Fronten zugleich: Fachkräftemangel, zunehmende Bürokratisierung, wachsende Anforderungen im Bereich der Pflege- und Servicequalität bei immer geringeren Gewinnspannen. Warum also noch eine weitere Front eröffnen gegen die Mitbewerber? Da hilft es, sich an eine bewährte Marketingregel zu halten – abgeleitet übrigens aus einer Maxime chinesischer Kriegskunst: „Kannst Du Deinen Gegner nicht besiegen, dann verbünde Dich mit ihm". Das so etwas gelingen kann, dafür gibt es viele Beispiele – hier drei davon:

Gesundheits- und Pflegenetz Ortsnah e.V. (GuPO) Im Jahr 2010 sollte ich im Rahmen eines Treffens der Pflegedienstleiterinnen von acht Pflegeheimen und einem Pflegedienst in Oyten bei Bremen erläutern, welche öffentlichkeitswirksamen Maßnahmen die engagierten Damen umsetzen könnten, um gemeinsam etwas gegen das schlechte Image der Pflege zu tun. Unter dem Motto „Miteinander statt Gegeneinander" hatten sich bereits 2006 ihre untereinander im Wettbewerb stehenden Arbeitgeber im Landkreis Verden zu einer Initiative zusammengeschlossen zum Gesundheits- und Pflegenetz Ortsnah e.V. (GuPO).

Dieser regelmäßige Austausch bei monatlichen Treffen findet bis heute statt, alle Fortbildungsmaßnahmen für ihre Mitarbeiter bieten die Einrichtungen Kosten sparend gemeinsam an. Das Besondere an diesem Netzwerk? Das 15.000 Einwohner zählende Örtchen Oyten bietet elf Pflegeeinrichtungen, von denen neun im Netzwerk GuPO miteinander kooperieren und davon noch immer und in vielerlei Hinsicht profitieren, wie mir Einrichtungsleiter und GuPO-Koordinator Heinrich Osmers im Herbst 2013 bestätigt.

Gütegemeinschaft Pflege Nord Das Netzwerk dient seit rund zehn Jahren rund 20 Einrichtungsleitern aus Schleswig-Holstein und Hamburg dem regelmäßigen fachlichen Austausch untereinander. Zu den monatlichen Treffen, die in den Einrichtungen der Mitglieder stattfinden, werden stets Experten für Vorträge mit anschließender Diskussion eingeladen. Alle zwei Jahre richtet die Gütegemeinschaft eine Fachveranstaltung aus.

Das Hamburger Gesundheitsnetz (www.hgn24.de) besteht aus 21 Pflegediensten, 4 Pflegeheimen, 54 Haus- und Fachärzten, 13 Apotheken, zwei Kliniken und sieben weiteren Kooperationspartnern (Orthopäden, Sanitätshäuser). Ihr gemeinsames Ziel: qualitativ hochwertige medizinische und pflegerische Versorgung.

Das Angebot des Gesundheitsnetzes an Patienten und Kunden: kurze, unbürokratische Wege durch schnelle, direkte Kommunikation. Realisieren lässt sich das nur durch gegenseitige Empfehlung und Kooperation mit den Partnern im Netzwerk.

Außerdem betreibt die Gemeinschaft einen Blog, in dem gemeinsame Patienten-Informationsveranstaltungen angekündigt werden, aber auch Fortbildungsangebote für die Mitarbeiter der Netzwerkmitglieder.

PRAXISTIPP

An einem Strang ziehen und gemeinsam profitieren

Strategische Allianzen I
Mit einem oder mehreren Pflegediensten partnerschaftliche Kooperationen entwickeln:

> Mitarbeiterfortbildungen gemeinsam betreiben, Inhouse-Schulungen und Workshops zu günstigeren Preisen einkaufen,

> Angebote für Mitarbeiter/innen wie Kinderbetreuung, Hausaufgabenbetreuung organisieren und die Kosten entsprechend splitten,

> sich Bereitschaftsdienste für Wochenenden und Feiertage teilen,

> gemeinsam Tagespflegeangebote und Betreuungsgruppen entwickeln,

> zusammen einen Fahrservice betreiben.

Auf diese Weise bietet man als Arbeitgeber etwas, das die Mitarbeiterbindung fördert und/oder Arbeitslast oder finanzielle Belastungen auf mehr Schultern verteilt als bisher. Auch als Pflegeanbieter kann man Zusatzangebote machen, für die sonst Mittel oder Personal bei weitem nicht ausreichen würden.

Strategische Allianzen II
Mit einem Medizinischen Versorgungszentrum (MVZ) zusammenarbeiten, in dem sich Ärzte verschiedener Fachrichtungen und Therapeuten zusammengeschlossen haben, um „Integrierte Gesundheitsversorgung" (IGV) bieten zu können. Gelingt es Ihnen z. B. im gleichen Haus eine Niederlassung zu betreiben, können Sie mit Empfehlungen aus den Praxen und zusätzlich viel „Laufkundschaft" mit Beratungsbedarf rechnen.

Fusion-Marketing

Marketing betreiben im Verbund z. B. mit Gemeinschaftswerbung oder über Werbepartnerschaften:

> Die Kosten für Anzeigen in der lokalen Tageszeitung kann man sich teilen, wenn man gemeinsam auftritt. Vorteil: Auch großformatigere Anzeigen in Farbe werden so finanzierbar.

> Die Druckkosten für eine Broschüre lassen sich reduzieren, wenn man seine Kooperationspartner gegen eine Beteiligung (Druckkostenpauschale) entsprechend zur Geltung bringt (Hausnotruf, Menüservice, Sanitätshaus usw.).

Systematisches Empfehlungsmarketing

Gesundheitsdienstleister vor Ort suchen, die ähnliche Kundenkreise haben und ein Interesse daran, gemeinsam mit ihnen eine Empfehlungsstrategie mit Anreizsystem entwickeln: Für jede Empfehlung, die daraus zu einem Geschäftsabschluss führt, gewähren sich die Partner eine Bonuszahlung oder andere Vorteile. Möglich ist so etwas z. B. mit Hausmeisterservice, (Mobil)-Friseur, (Mobil-)Fußpflege, Sanitätshaus, Therapeuten usw. Vertrauen und Erfolge wachsen, wenn man sich regelmäßig trifft (Stammtisch, Netzwerktreffen), Ideen austauscht, gemeinsame Aktionen entwickelt.

Vernetzung im Sozialraum – eine klassische Win-win-Situation

„Schräg gegenüber eröffnet bald eine Tagespflege. Was sollen wir denn jetzt bloß machen?" Zunächst ist die sorgenvolle Reaktion der Inhaberin eines Pflegedienstes angesichts des Konkurrenzdrucks in der ambulanten Pflege, wie er vor allem in größeren Städten herrscht, nur allzu verständlich. Aber nach diesem ersten Reflex sollte man erst einmal in Ruhe die Situation analysieren – und zwar unter einem ganz bestimmten Aspekt. Die Frage sollte nicht sein: „Welche Schwierigkeiten und Probleme bekommen wir dadurch?" Sondern vielmehr: „Welche Möglichkeiten eröffnen sich für uns?"

Dafür sollte man die eigene Position im Kampf um Kunden einmal verlassen und allein aus der Sicht seiner Kunden die neue Situation begutachten: Welches der Angebote, die gerade rundum in der Nachbarschaft, im Quartier, in der Gemeinde entstehen, könnte dem einen oder anderen meiner Pflegekunden oder dessen Angehörigen nutzen? Welches Angebot deren Situation verbessern, Erleichterung im Alltag verschaffen oder einfach mehr Lebensfreude bringen – und so dazu beitragen, dass der Umzug in eine stationäre Einrichtung hinausgezögert oder vermieden werden kann?

Dazu findet sich im Handlungskonzept zur Sozialraumorientierung des Offen-burger Sozialwissenschaftlers Prof. Dr. phil. Martin Becker ein bemerkens-werter Satz: Die Herausforderung sozialraumorientierter Arbeit sei es nämlich, auf gleicher Augenhöhe und ohne Berührungsängste mit anderen Disziplinen und Professionen in der Stadtteil- und Quartiersentwicklung soziale Anliegen so zu vertreten und so zu organisieren, dass die besonders Benachteiligten nicht ausgeschlossen werden.

Die Kunden ambulanter Dienste gehören aufgrund ihrer Pflegebedürftig-keit oder ihres Alters sicher zur Gruppe dieser besonders Benachteiligten. Und die Herausforderung für einen Pflegedienst liegt eben genau darin, im Interesse der Menschen, die sich ihm anvertraut haben, alle Möglichkeiten auszuloten, die diesen die Teilhabe und Teilnahme am Leben im Quartier erleichtern. Wirkungs-vollere Maßnahmen zur Kundenbindung gibt es kaum.

PRAXISTIPP

So entstehen tragfähige Beziehungen mit Beispielcharakter

Bewusstsein verändern Um aus Quartieren bzw. kleineren Kommunen/ Gemeinden handelnde Gemeinwesen zu machen, braucht es die Vernetzung möglichst aller Akteure. Keine leichte Aufgabe, denn jeder der Akteure hat schließlich seine ganz eigene Agenda. Stellt man seine eigene aber nun einfach mal zurück, tritt man umso wahrhaftiger als Interessenvertreter seiner Kunden auf. Und allein dieser bewusste Wandel hilft dabei, Barrieren und Konkurrenz-ängste abzubauen.

Schlägt man diese Vorgehensweise auch den anderen Akteuren vor, kann es gelingen, auf Augenhöhe tragfähige Kooperationen und schließlich ganze Netzwerke zu entwickeln. So füllt man den Gedanken „ambulant vor stationär" tatsächlich mit Leben. Nur so entstehen im weiteren Verlauf auch gute Bezie-hungen.

Versuchsballon starten Sind die Eckpunkte einer Kooperation abgesteckt, muss es zum „ersten Mal" kommen. Man sollte diesen ersten Versuch als gemeinsames Projekt mit offenem Ausgang sehen: Es kritisch, aber entspannt begleiten, zu einem zuvor festgelegten Termin eine gemeinsame Zwischenbilanz ziehen, aus Fehlern lernen, Modifikationen vornehmen und nicht zu früh aufgeben.

Mit dem Konzept werben Wird es ein Erfolg, werden automatisch auch Ent-scheidungswege und -zeiten kürzer, Vorgehensweise und Verfahrenswege geschmeidiger: Weitere in Frage kommende Kunden können schneller und leichter davon profitieren. Ein „Kundenservice" von dieser Qualität spricht sich schnell herum. Zusätzlich kann man damit für die Konzeptweiterentwicklung im größeren Rahmen leichter weitere Akteure gewinnen.

Bad News und keine PR-Strategie? In der Krise richtig kommunizieren

Stellen Sie sich folgendes „Worst-Case-Szenario" vor: Ein Kunde kündigt den Pflegevertrag und wechselt zu einem Mitbewerber. Das kommt dann und wann vor. Schon am nächsten Tag kündigen weitere Kunden ihre Pflegeverträge – die Beweggründe lassen sich nicht so richtig klären. Was bleibt, ist ein mulmiges Gefühl. Es vergehen weitere Tage bis die Angehörige eines langjährigen Pflegekunden eine Ihrer Mitarbeiterinnen fragt, warum denn Ihr Pflegedienst mit allen Mitteln versuche, die Zahlung von Mindestlöhnen zu umgehen, wo doch die Mitarbeiterinnen schon so wenig verdienten und dabei so engagiert seien? Ihre Mitarbeiterin will es nun genau wissen und hakt bei Ihnen nach. Sie fallen aus allen Wolken und können sich nicht erklären, wie dieses Gerücht in die Welt kam.

Was Sie nicht wissen konnten: Eine andere Mitarbeiterin, die Ihren Pflegedienst verlassen hat, hatte zuvor noch ihrer Verärgerung über schlechte Bezahlung mal Luft gemacht – nicht etwa im vertrauensvollen Gespräch mit Ihnen, sondern ausgerechnet bei Facebook. Sie hat dabei den Namen Ihres Pflegedienstes erwähnt und damit ausgelöst, was im Internet bereits einen passenden Namen bekommen hat: den so genannten shitstorm.

Ursprünglich umschreibt der Begriff die Folgen eines kontroversen Blogbeitrags, der den Widerstand einer Menge meist anonymer Kommentatoren auslöst. Sie bringen ihre Empörung in polemischer bis beleidigender Form zum Ausdruck, überziehen den Schreiber des Beitrags mit Häme in oft ungeahntem Ausmaß und nutzen dafür weitere Socialmedia-Kanäle wie Twitter, Facebook und Co.

Um aber in Misskredit zu geraten, genügen oft auch schon ein paar ärgerliche Kunden- oder Mitarbeitermeinungen, die den Weg in die (Netz-)Öffentlichkeit finden – ob sie tatsächlich beabsichtigt sind oder nur eine unbedachte Äußerung, ist letztlich egal.

Die Zeit, die vergeht, bis man von so einem Gerücht erfährt, spielt eine große Rolle. Denn mit jedem Tag kann der Imageschaden größer werden. Aber auch ungeschicktes Verhalten beim Umgang mit solchen „bad news" kann alles noch viel schlimmer machen. Das beste Rezept für Krisen-PR? 1. Richtig reagieren: zügig, überlegt, transparent. 2. Nicht erst in der Krise damit loslegen.

Öffentlichkeitsarbeit als Präventivmaßnahme

Kontinuierliche Öffentlichkeitsarbeit und Netzwerkpflege Den guten Ruf muss man sich erarbeiten, dann hat man im Krisenfall deutlich bessere Karten. Also regelmäßig über Aktivitäten informieren, mit seinen Multiplikatoren (darunter Ihre Mitarbeiter!) grundsätzlich offen kommunizieren, Zusammenhänge stets transparent machen, sich in der Kommune engagieren und Kontakte zu Vertretern der lokalen Presse knüpfen und pflegen. Verstehen Sie die Pflege guter Beziehungen zu all Ihren Multiplikatoren auch immer als Vorsorgemaßnahme!

Monitoring im Internet Wie eine Art Sturmwarnung funktionieren Programme wie „Google Alerts". Nach Eingabe bestimmter Begriffe (z. B. Name Ihres Pflegedienstes) informiert das Programm, wenn diese im Netz auftauchen.

Erste Hilfe Für den Notfall braucht man Profis. Ins Krisenteam gehören deshalb ein Rechtsanwalt und ein PR-Berater – beide sollten Ihr Unternehmen schon länger kennen. Legen Sie fest: Wer spricht öffentlich für die Firma, wer darf wann welche Informationen herausgeben?

Falsche Richtung Rechtfertigen, abstreiten, widersprüchliche Erklärungen liefern, schweigen, vertuschen, aggressiv werden, beleidigen, prozessieren – diese Reaktionen sind nicht zielführend. Denn Ihr Ziel ist es, die Meinung der Öffentlichkeit ins Positive zu wenden. Und sogar dann, wenn Sie sich im Recht sehen, können Sie durch aggressives Vorgehen Sympathien verspielen. Sind die Angriffe auf Ihren Pflegedienst tatsächlich ungerechtfertigt, kommt es auch auf Ihr Netzwerk an: Wer Sie stets als fairen und offenen Partner erlebt hat, wird sich für Sie einsetzen – Krisen aktivieren erfahrungsgemäß auch loyale Fürsprecher.

Lesetipps

» Alltagshilfen erfolgreich aufbauen, Werner Göpfert-Divivier und Jürgen Schulz, Vincentz Network, Hannover, 2009, ISBN 978-3-86630-080-4

» Freiwilligenarbeit in der Altenhilfe, Sigrid Daneke, Urban & Fischer, München, 2007, ISBN3-437-47420-0

» Guerilla-Marketing des 21. Jahrhunderts, Jay Conrad Levinson, Campus Verlag Frankfurt/New York, 2008, ISBN978-3-593-38708-6

» Medienarbeit 2.0 Crossmedia-Lösungen, Norbert Schulz-Bruhdoel und Michael Bechtel, F.A.Z. Institut für Management-, Markt- und Medieninformationen, Frankfurt a.M., 2009

» Der Pflege eine Stimme geben, Bernice Buresh und Suzanne Gordon, Verlag Hans Huber, Bern, 2006, ISBN 3-456-84220-1

» Pflegen bis 67?, Wolfgang Hien, Mabuse Verlag, Frankfurt a.M., 2009, 978-3-940529-42-8

» PflegeWert – Wertschätzung erkennen, fördern, erleben, Kuratorium Deutsche Altershilfe, Köln, 2013, ISBN 978-3-940054-28-9

» Das Prinzip Kostenlos, Kerstin Hoffmann, Verlag Wiley-VCH, Weinheim, ISBN 978-3-527-50671-2

» Social Media Marketing, Michael Bernecker und Felix Beilharz, Johanna Verlag, Köln, 2012, ISBN 978-3-9377-6329-3

» Schwerpunkt: Vereinbarkeit von Pflege und Beruf, Pflege & Gesellschaft 4/2012, Beltz Juventa, Weinheim, ISSN 1430-9653

» Tagespflege: Planung, Errichtung, Betrieb, (Broschüre des Bundesverband Ambulante Dienste und Stationäre Einrichtungen (bad) e.V., Essen, 2013

» Die Vereinbarkeit von Pflege und Beruf, Wolfgang Keck, Verlag Hans Huber, Bern, 2012, ISBN 978-3-456-85144-0

Die Autorin

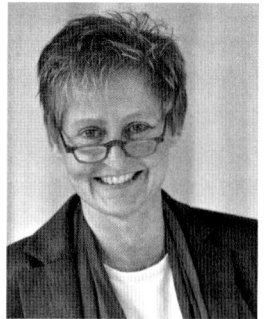

Marion Seigel arbeitet seit 1989 als Journalistin und PR-Beraterin: Sie war Redakteurin, Chefin vom Dienst, Ressortleiterin in Verlagen und nach zusätzlicher Ausbildung als PR-Beraterin in Agenturen tätig. Seit ihrer Tätigkeit in einem Pflegedienst 2005/06 sind die Themen Kranken-, Altenpflege und Demenz Schwerpunkt ihrer Arbeit.

2007 gründete sie die PR-Agentur care-comm, in der sie bundesweit für ambulante und stationäre Einrichtungen der Kranken- und Altenpflege Marketing-Konzepte entwickelt sowie PR- und Öffentlichkeitsarbeit betreibt (www.care-comm.de). Die Fachautorin vermittelt in Pflegefachpublikationen und mit Vorträgen den Betreibern von Pflegeeinrichtungen Praxiswissen für erfolgreiches Marketing, schult in Workshops und Seminaren zu den Themen Marketing, Public Relations, Internet und Social Media, Schreiben (online und print). Für Pflege-Laien veröffentlicht sie Ratgeberbeiträge in Kundenzeitschriften und Pflege-Portalen.

Seit 2007 verfasst sie für HÄUSLICHE PFLEGE – Pflegedienste besser managen Fachbeiträge zu unterschiedlichen Themen, seit 2009 auch jeden Monat einen Beitrag mit Tipps zu PR/Öffentlichkeitsarbeit, Werbung und Marketing. Als Co-Autorin hat die Journalistin mit Sophie Rosentreter das Demenz-Sachbuch „Komm her, wo soll ich hin?" veröffentlicht (Westend Verlag, Frankfurt, 2012).

Im Vorstand der Interessenvertretung pflegender Angehöriger wir pflegen e.V. ist sie verantwortlich für Öffentlichkeitsarbeit sowie die Arbeitsgruppe „Beruf und Pflege vereinbaren". Sie ist außerdem Mitglied der Deutschen Alzheimer Gesellschaft e.V., der Deutschen Public Relationsgesellschaft (DPRG) e.V., der Gütegemeinschaft Pflege Nord und im Unternehmensnetzwerk Erfolgsfaktor Familie.

... weitere Bücher aus der Reihe „Management"

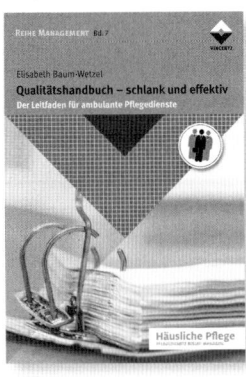

Qualitätshandbuch – schlank und effektiv
Der Leitfaden für ambulante Pflegedienste
Elisabeth Baum-Wetzel

Was gehört in ein QM-Handbuch und was nicht?
Was fordert die für alle Pflegedienste verbindliche
QM-Richtlinie vom QM-Handbuch? QMB, PDL oder
Geschäftsführer erfahren alles über das Erstellen und
Überarbeiten des Handbuchs. Zahlreiche Praxisfäl-
le, Dokumentenlisten sowie Regel- und Checklisten
runden das Arbeitshandbuch ab.

2013, 208 Seiten, kart., Format: 17 x 24 cm
ISBN 978-3-86630-310-2, Best.-Nr. 688

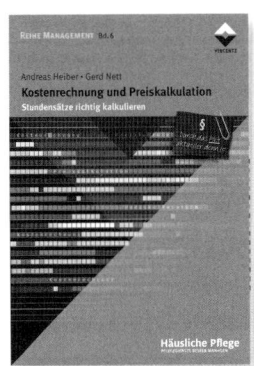

Kostenrechnung und Preiskalkulation
Stundensätze richtig kalkulieren
Andreas Heiber, Gerd Nett

Harter Wettbewerb, steigender Qualitätsdruck: Da
heißt es, Kosten und Erträge mit einer professionellen
Kostenrechnung im Griff behalten. Besonders wichtig:
Nach dem Pflege-Neuausrichtungsgesetz sind die
Kosten pro Stunde zu ermitteln, da dem Kunden Pau-
schal- und Zeitleistungen alternativ anzubieten sind.
Das Buch gibt eine praxisorientierte Einführung.

2013, 108 Seiten, kart., Format: 17 x 24 cm
ISBN 978-3-86630-230-3, Best.-Nr. 657

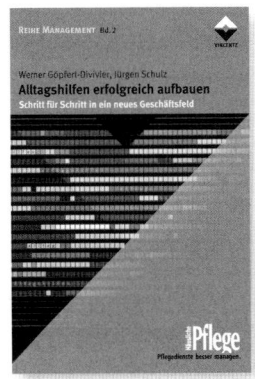

Alltagshilfen erfolgreich aufbauen
Schritt für Schritt in ein neues Geschäftsfeld
Werner Göpfert-Divivier, Jürgen Schulz

Dieses Buch richtet sich sowohl an Existentgründer/
-innen als auch an etablierte Träger, die ihre Ange-
botspalette erweitern wollen. Es zeigt haushaltsnahe Dienstleistungen auf und stellt die wichtigsten
Leistungen der Alltagshilfen dar. Die Autoren erklären
verständlich die einzelnen Schritte von der Geschäfts-
idee bis hin zur Kundenakquisition.

2008, 112 Seiten, kart., Format: 17 x 24 cm
ISBN 978-3-86630-080-4, Best.-Nr. 486

Alle Bücher sind auch als eBook (ePub oder PDF-Format) erhältlich.

Jetzt bestellen! Vincentz Network GmbH & Co. KG · Bücherdienst · Postfach 6247 · 30062 Hannover
Tel. +49 511 9910-033 · Fax +49 511 9910-029 · www.haeusliche-pflege.net/shop